中国最美经方丛书

丛书主编 柳越冬 杨建宇

柴胡桂枝汤

CHAIHU
GUIZHI
TANG

主 编

杨建宇 陶弘武 姜雪华

中原农民出版社

·郑州·

图书在版编目(CIP)数据

柴胡桂枝汤／杨建宇,陶弘武,姜雪华主编.—郑州:中原农民出版社,2018.9

(中国最美经方丛书)

ISBN 978-7-5542-1980-5

Ⅰ.①柴… Ⅱ.①杨… ②陶… ③姜… Ⅲ.①柴胡-桂枝汤-研究 Ⅳ.①R286

中国版本图书馆 CIP 数据核字(2018)第 152508 号

出版:中原农民出版社

地址:河南省郑州市郑东新区祥盛街 27 号 7 层

邮编:450016

网址:http://www.zynm.com

电话:0371-65751257

发行单位:全国新华书店

承印单位:新乡市豫北印务有限公司

投稿邮箱:zynmpress@sina.com

策划编辑电话:0371-65788677

邮购热线:0371-65713859

开本:710mm×1010mm　　1/16

印张:11.5

字数:177 千字

版次:2019 年 8 月第 1 版

印次:2019 年 8 月第 1 次印刷

书号:ISBN 978-7-5542-1980-5

定价:46.00 元

本书如有印装质量问题,由承印厂负责调换

编 委 会

大美经方！ 中医万岁！

今天有点兴奋！

"中华中医药祝之友/杨建宇教授经方经药传承研究工作室"的牌子挂在了印尼·巴淡岛！[1] 我很自豪地说，这是中医药界第一块"经方经药"传承研究机构的牌子！自然，在东南亚乃至全球也是第一！而这，必须感谢、感恩医圣张仲景的经方！

在20世纪80年代，我刚学了中医方剂学，就到新华书店买了一本《古方今用》，其中第一和方"桂枝汤"，不但用于治疗感冒，而且还广泛用于内外妇儿疾病。我印象最深的是既治坐骨神经痛，又治高血压。当时，我就有点懵！待学完《伤寒杂病论》，就有点明白了。但是一直到90年代初，随着临床感悟的加深，对医圣经方潜心地体验，对《伤寒杂病论》的反复体味，就基本上明白了许多。继而，临床疗效随着经方更广泛地应用而有了大幅提高，随即，我就被郑州地区多家门诊邀请出诊，还被许昌、濮阳、新乡、信阳等地邀请出专家门诊。直到现在，我仍坚持不懈地在临床中应用经方、体验经方、推广经方，并且效果显著，声誉远扬。时而，被邀至全国各地会诊疑难杂症；时而，被邀至全国各地讲解经方心得；偶尔，被邀至境外讲解经方，交流使用经方攻克疑难杂症的经验。而今天，把"经方经药"传承研究的牌子挂在了印尼·巴淡岛上，而这一切，都缘于经方！都成于经方！这真是最美经方！大美经方！我情不自禁地在内心深处呼喊，感谢经方！感恩医圣！

时间如梭！中医药发展进入加速期。重温中医药经典蔚然成风，国家中医药管理局"全国优秀中医临床人才研修项目"学员（简称国优人才班）的培养，重在经典的研修，通过对研修项目的关注、论证、宣教、参与、主持等历炼和学习，我接触到了中医经典大家，对中医经典有了更深入地认知，对经方有了更深刻地体验，临床疗效再次得到了稳步提升。北京市中医管理局、河南省中医管理局、南阳市中医药管理局共同举办仲景书院首期"仲景国医传人"精英班，我有幸作为执行班主任，再次对经方大家和经方学验有了更多的感触和心悟。再加之，近5年来我一直在牵头专病专科经方大师研修班的数十个研修班的学习与交流，在单纯的经方学习交流之基础上，更多地引导经方的学术提升和经方应用向主流医院内推广，使我对"经方热"乃至"经典热"有了更多层面的了解和把握。期间，有一个"病准方对药不灵"现象引起了我的关注，我认为这一定是中药药物的精准及合理应用出了问题。即而联想到，国优人才班讲经典《神农本草经》苦于找不到专门研究《神农本草经》的教授，而在第三批国优人才班上课时，只有祝之友老教授一个人专注《神农本草经》专题研究与经方解读。原来这是中医药界普遍不读《神农本草经》的缘故，大家不重视临床中药学科的发展，从而导致临床中药品种、中药古今变异等问题没有得到良好的控制和改善，导致用药临床不效。故而，我们就立即开始举办"基于《神农本草经》解读经方临证应用研修班和认药采药班"，旨在引导大家重温中医药首部经典《神农本草经》，认真研究经方的用药精准问题。此时此刻，明确提出"经药"这一"中医临床药学"的基本概念。根据祝之友老教授的要求和亲自授课、督导，我迅速把这个概念推广至全国各地（包括台北市的国际论坛上），及东南亚地区，为提高中医药临床疗效服务！而这个结果仍然是医圣经方的引领，仍然要感谢、感恩医圣仲景！大美经方！最美经方！

我和不少中医药人一样，稍稍有点小文人情愫，心绪放飞之时，就浮想联翩，继而就草草成文。恰好"中国最美经方丛书"第一辑15册即将出版，而邀我作序，就充之为序。

之于"中国最美经方丛书"，启于原"神奇的中华经穴疗法系列丛书"的畅销与好评！继而推出。既是中原出版传媒集团重点畅销图书，也是目前"经方热""经药热"之最流行类之书籍。本丛书系柳越冬教授带头，由国家名医传承室、大学科研机构、仲景书院经方兴趣研究小组等优秀的一线临床和科研人员共同编撰，是学习经方、应用经方、推广经方的参考书籍！对经方的临床应用和科研、教学均有积极的助推意义，必将得到广大"经方"爱好者、"经药"爱好者的热捧！

最后，仍用我恩师孙光荣国医大师的话来作结束语，

那就是：

美丽中国有中医！

中医万岁！

杨建宇[2]

2018 年 6 月 2 日，于新加坡转机回国候机时

注释：[1]同时还挂了"中华中药泰斗祝之友教授东南亚·印尼药用植物苑"和"中华中医药中和医派杨建宇教授工作室东南亚·印尼工作站"的牌子。每块牌子上都有印尼文、中文、英文3种文字。

[2]杨建宇：研究员/教授，执业中医师，中华中和医派掌门人，著名经方学者和经方临床圣手。中国中医药研究促进会仲景医学研究分会副会长兼秘书长，仲景星火工程分会执行会长，北京中西医慢病防治促进会全国经方医学专家委员会执行主席，中关村炎黄中医药科技创新联盟全国经方健康产业发展联盟执行主席，中医药"一带一路"经方行（国际）总策划、总指挥、主讲教授，中华国医专病专科经方大师研修班总策划、主讲教授，中国医药新闻信息协会副会长兼中医药临床分会执行会长，曲阜孔子文化学院国际中医学院名誉院长/特聘教授。

目　录

上　篇　经典温习

003　第一章　概述
003　第一节　溯本求源
003　　一、经方出处
003　　二、方名释义
006　　三、药物组成
006　　四、使用方法
007　　五、方歌

008　第二节　经方集注
011　第三节　类方简析
011　　一、柴胡桂枝干姜汤
012　　二、柴胡加龙骨牡蛎汤

014　第二章　临床药学基础
014　第一节　主要药物的功效与主治
014　　一、柴胡
015　　二、黄芩
016　　三、半夏
017　　四、人参
018　　五、生姜
019　　六、大枣
020　　七、甘草

020　第二节　主要药物的作用机制
020　　一、柴胡

025　　二、黄芩

027　　三、半夏

030　　四、生姜

031　　五、大枣

033　　六、甘草

035　　七、桂枝

037　　八、芍药

041　第三节　柴胡桂枝汤的功效与主治

042　**第三章　源流与方论**

042　第一节　源流

042　　一、宋元时期

053　　二、明清时期

067　第二节　古代医家方论

068　第三节　现代医家方论

中篇　临证新论

075　**第一章　小柴胡汤方临证概论**

075　第一节　古代临证回顾

075　　一、病因

076　　二、后世医家的临证

077　　三、抓主证的临证思路

079　　四、小结

079　第二节　现代临证概述

079　　一、单方妙用

085　　二、多方合用

087　　三、多法并用

092　第二章　柴胡桂枝汤方临证思维

092　第一节　临证要点

092　　一、六经辨证

092　　二、脏腑辨证

093　　三、气血辨证

093　第二节　与类方的鉴别要点

094　第三节　临证思路与加减

094　　一、和枢机解表邪

095　　二、理气机通血痹

096　　三、振阳气解郁结

96　第四节　临证应用调护与预后

97　第三章　临床各论

97　第一节　内科疾病

97　　一、呼吸系统疾病

100　　二、消化系统疾病

112　　三、风湿性疾病

113　第二节　外科疾病

116　第三节　其他

下篇　现代研究

125　第一章　现代实验室研究

125　第一节　柴胡桂枝汤全方研究

127　第二节　主要组成药物的药理研究

144　第二章　经方应用研究

144　第一节　理论阐微

3

147　第二节　证治特色

147　一、外感内伤,经脉不利,脏腑相关

149　二、肝胆气郁,经脉不利,兼调营卫

150　三、产后虚损,太少同病,气阴不足

151　四、诸虚百损,实邪内结,和缓图之

153　第三节　名医验案

153　一、李赛美柴胡桂枝汤运用经验探讨

159　二、张怀亮教授运用柴胡桂枝汤经验

162　三、贺娟教授临床应用柴胡桂枝汤验案2则

164　四、王长洪教授运用柴胡桂枝汤的经验述要

167　五、刘渡舟教授用柴胡桂枝汤治疗顽疾选萃

170　参考文献

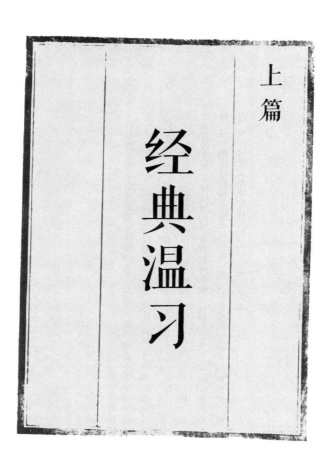

上篇

经典温习

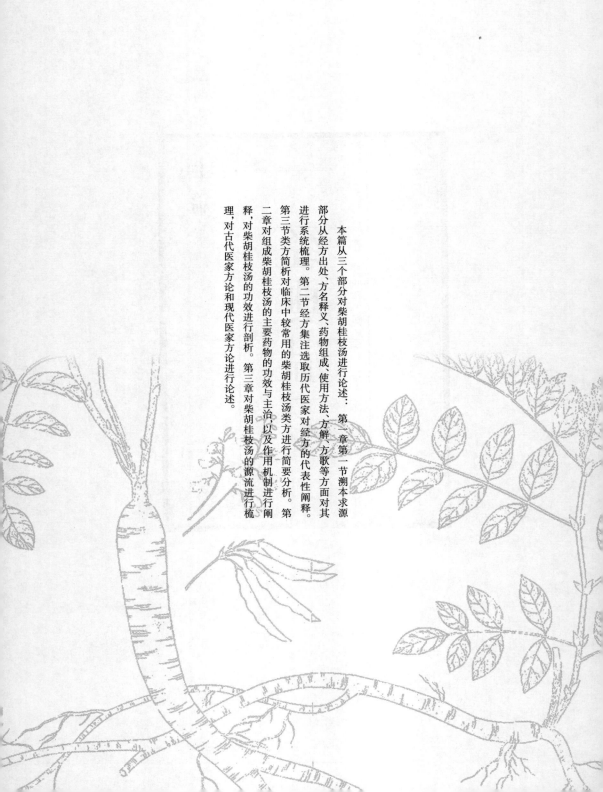

本篇从三个部分对柴胡桂枝汤进行论述：第一章第一节溯本求源部分从经方出处、方名释义、药物组成、使用方法、方解、方歌等方面对其进行系统梳理。第二节经方集注选取历代医家对经方的代表性阐释。第三节类方简析对临床中较常用的柴胡桂枝汤类方进行简要分析。第二章对组成柴胡桂枝汤的主要药物的功效与主治，以及作用机制进行阐释，对柴胡桂枝汤的功效进行剖析。第三章对柴胡桂枝汤的源流进行梳理，对古代医家方论和现代医家方论进行论述。

第一章　概　述

第一节　溯本求源

一、经方出处

《伤寒论》

伤寒六七日，发热，微恶寒，支节烦疼，微呕，心下支结，外证未去者，柴胡桂枝汤主之。(146)

发汗多，亡阳谵（谵）语者，不可下，与柴胡桂枝汤，和其荣卫，以通津液，后自愈。（"辨发汗后病脉证并治"）

《金匮要略》

柴胡桂枝汤方：治心腹卒中痛者。（"腹满寒疝宿食病脉证治"）

二、方名释义

柴胡桂枝汤共九味药，其中甘草、大枣、生姜三味是小柴胡汤、桂枝汤的共有药物，柴胡、黄芩、半夏、人参来自小柴胡汤，桂枝、白芍来自桂枝汤。从用量看，柴胡桂枝汤中，组成桂枝汤的五味药（包括甘草、大枣、生姜）均采用桂枝汤原方药物用量的一半，来自小柴胡汤的柴胡、黄芩、半夏、人参四味药采用小柴胡汤原方药物用量的一半。

柴胡桂枝汤出自《伤寒论》第146条，方由小柴胡汤与桂枝汤各半量合方组成。小柴胡汤与桂枝汤亦均出自《伤寒论》，其中小柴胡汤是治疗少阳病的主方,用以和解半表半里的病邪,桂枝汤为治疗风寒表虚证之主方。

小柴胡汤,《伤寒论》中属和解之剂。主要为少阳三焦药。《黄帝内经》云"三焦者,决渎之官,水道出焉"。按唐容川的解释,三焦是指周身的油膜连网,上生胸膈,前连包络,后附于脊,与肝相连,通于胆系,贯络脏腑。气根起于肾系,生出两大板油,其油膜连网从内出外,为皮内之膜,包括瘦肉,其两端即为筋,而着于骨节之间,即《黄帝内经》云"三焦之腠理也。腠者,皮内之腠理也,理者,纹理也,乃人周身膜网之隙窍道也"。《金匮要略》亦云"腠者,是三焦通会元真之处为血气所注;理者,是皮肤脏腑之纹理也"。《黄帝内经》又云"少阳内连三阴,外出二阳,为入病之门户,出病之道路",及"少阳主枢"言可内可外也。以此证明,少阳三焦在人身中所系极重,为原气敷布、水谷出入流化的道路,主气主水,总司人体的气化活动。而小柴胡汤功能专理三焦,为少阳第一方也。小柴胡汤寒温并用,攻补兼施,升降协调。外证得之,重在和解少阳,疏散邪热;内证得之,还有疏利三焦、条达上下、宣通内外、运转枢机之效。用柴胡、黄芩寒凉祛邪,同时配半夏、生姜辛温之品,在清散祛邪的同时配以人参、甘草、大枣等甘平药益气养营,扶助正气。柴胡、黄芩虽同祛邪,但寓一表一里、一升一降双解之义,柴胡、黄芩升降相配,合黄芩、半夏辛开苦降,共调气机之逆乱。此方适用于邪热侵犯,正气略有不足,邪正分争之证。

在《伤寒论》中,小柴胡汤主要用于治疗以下方面:少阳病症,邪在半表半里,症见往来寒热,胸胁苦满,嘿嘿不欲饮食,烦心喜呕,口苦,咽干,目眩,舌苔薄白,脉弦者;妇人伤寒,热入血室,经水适断,寒热发作有时;或疟疾,黄疸等内伤杂病而见以上少阳病症者。少阳经病症表现为三焦经以及胆经的病症。少阳病症,邪不在表,也不在里,汗、吐、下三法均不适宜,只有采用和解方法。本方中柴胡透解邪热,疏达经气,清透少阳半表之邪,从外而解为君;黄芩清泄少阳半里之热为臣;半夏和胃降逆;人参、炙甘草扶助正气,抵抗病邪;生姜、大枣和胃气,生津。使用以上方剂后,可使邪气得解,少阳得和,上焦得通,津液得下,胃气得和,有汗出热解之功效。古人谓少阳经证,不可汗,不可下,亦不可温,只宜清解,但其组方之中,柴胡略有汗意,黄芩略有下意,生姜、大枣、人参略有温意。这提示我们,小柴胡汤可以与解表发汗药合用,如柴胡桂枝汤;可以和攻下药合用,如大柴胡汤;可以和温里药合用,如柴胡桂枝干姜汤。

桂枝汤,《伤寒论》中属调和营卫之剂,外证得之而解肌祛经络之邪,内证得之而补五脏之虚损。营者,阴也,营养各组织,大体指血而言。卫者,阳也,保卫各组织,大体指气而言。凡体内外,必须营卫和谐,才能正规运化。否则,百疾即生。而桂枝汤,功专调和营卫气血,安内攘外,所以被列为群方之冠。桂枝汤外证得之,重在调和营卫,解肌祛风又因肺主气属卫,心主血属营,故内证得之,还有调和气血、调理阴阳之功。既有和解作用,又有调和功效。桂枝辛温、发散卫表风寒之邪,芍药酸寒,收敛营阴之液。方中生姜、大枣一助桂枝散邪,一助芍药养正甘草甘平,配桂枝则辛甘通阳,配芍药则酸甘化阴。作为调和方,则桂枝以辛温通阳气见长,芍药酸寒养血为功,生姜、大枣、甘草各助通阳、养阴之效。适用于风寒袭卫,营不内守,或无外邪,但见营卫不和,气血不调,阴阳失衡者。

在《伤寒论》中,桂枝汤主要用于外感风寒表虚证。头痛发热,汗出恶风,鼻鸣干呕,苔白不渴,脉浮缓或浮弱者。本方不单可用于外感风寒的表虚证,对病后、产后、体弱而致营卫不和。证见时发热自汗出,兼有微恶风寒等,都可酌情使用。本方以桂枝为君药,解肌发表,散外感风寒,又用芍药为臣,益阴敛营。桂枝、白芍相合,一治卫强,一治营弱,合则调和营卫,是相须为用。生姜辛温,既助桂枝解肌,又能暖胃止呕。大枣甘平,既能益气补中,又能滋脾生津。生姜、大枣相合,还可以升腾脾胃生发之气而调和营卫,所以并为佐药。炙甘草之用有二:一为佐药,益气和中,合桂枝以解肌,合芍药以益阴;二为使药,调和诸药。所以本方虽只有五味药,但配伍严谨,散中有补,正如柯琴在《伤寒论附翼》中赞桂枝汤为仲景群方之魁,乃滋阴和阳,调和营卫,解肌发汗之总方也。尤其值得一提的是本方的服法,首先是药煎成取汁,适寒温服,服已须臾,啜热稀粥,借水谷之精气,充养中焦,不但易为酿汗,更可使外邪速去而不致复感。去滓温服,服后少停一二分钟,饮热稀粥一碗,以助药力。同时温覆令一时许,即是避风助汗之意。待其遍身絷絷,微似有汗者,是肺胃之气已合,津液得通,营卫和谐,腠理复固,所以说益佳。服后用被子温覆取汗。以遍体湿润为度。不可如水淋漓,恐汗出过多,不但病不能除,且容易重感风寒。至于服后汗出病瘥,停后服;不效,再服,乃服至二三剂。及禁食生冷黏腻、酒肉臭恶等,尤其是不可令如水流漓,病必不除,是服解表剂后应该注意的通则。除此以外,注意避风,饮食方面可吃些有营养的流动性食物。忌食生冷、油腻、酒肉、五辛、臭恶等不易消化或带刺激性的食物,以免影响疗效。

柴胡桂枝汤原治太阳表邪不解,部分病邪转入少阳所致之太阳少阳并病,方以小柴胡汤可疏肝解郁,清热除烦,理脾扶正,使肝气条达,少阳枢机运转,郁于半表半里之邪热得除。桂枝汤为桂枝甘草汤辛甘化阳与芍药甘草汤酸甘化阴之合,用之可外和营卫,内调阴阳、理脾胃,自古即为潮热汗出之效方。《伤寒论》中以之治疗"脏无他病,时发热自汗出而不愈者"即是明证。柴胡桂枝汤以柴胡汤与桂枝汤二方相合,故其功效当是二者之总括。柴胡桂枝汤是中医八法中和法的代表复合方剂,和法是纠正人体失和状态的微调法,其包含多方面的缓和的调整,以达到"中和"状态。综合上述,柴胡桂枝汤的配伍规律表现在四个方面:①用药缓和,平调阴阳;②补泻兼施,扶正祛邪;③寒热并用,辛开苦降;④气血并调,辛散酸敛。因此柴胡桂枝汤的适应证是病情较轻缓、证情较复杂者,诸如表里寒热虚实夹杂且难以速解脏腑阴阳营卫气血偏盛偏衰而不能自和脏腑功能、气机升降处于紊乱而不能自调等病况。多表现为邪气不很盛,或正虚不严重,或两者兼有之。或者病情虽不轻缓,但不宜用峻剂治疗。

三、药物组成

桂枝一两半(去皮),黄芩一两半,人参一两半,甘草一两(炙),半夏二合半(洗),芍药一两半,大枣六枚(擘),生姜一两半(切),柴胡四两。

四、使用方法

上九味,以水七升,煮取三升,去滓,温服一升。桂枝汤的煎服法是:"上五味,㕮咀三味,以水七升,微火煮取三升,去滓,适寒温,服一升。服已,须臾啜热稀粥一升余,以助药力。温覆令一时许,遍身漐漐,微似有汗者益佳,不可令如水流漓,病必不除。若一服汗出病差,停后服,不必尽剂。若不汗,更服依前法。又不汗,后服小促期间,半日许,令三服尽。若病重者,一日一夜服,周时观之。服一剂尽,病症犹在者,更作服。若汗不出,乃服至二三剂。"小柴胡汤的煎服法是:"上七味,以水一斗二升,煮取六升,去滓,再煎取三升,温服一升,日三服。"三者比较,柴胡桂枝汤的煎药法类似于桂枝汤,由于不单纯以解表发汗为目的,故未提出"微火"煎煮,而与小柴胡汤的"去滓再煎"大有区别。小柴胡汤以和解少阳为目的,去滓再煎可以使药味充分融合,以发挥和解之效能;同时,去滓再煎也使药液充分浓缩,避免服药后呕吐。柴胡桂枝汤的服法类似于小柴胡汤,而不同于桂枝汤。桂枝汤为了解表发汗,除了温服以外,尚须"啜热稀粥一升余,以助药力。温覆令一时许"服药次数和间隔的时间均视表证是否存在而定,而柴胡桂枝汤不单纯以解表为目的,故服法比较简单,温服一升,日三服即可。

　　煎服法是指汤药的煎煮和服用的方法。《伤寒论》"煎"与"煮"的概念是不同的,水药同熬叫"煮",去滓后单熬药汁才叫"煎"。张仲景往往用加水量和煎去量或煎取量来描述煎煮汤药的程度。服法在《伤寒论》中全为"温服",除了桃核承气汤注明为"先食"之外均为餐后服,张仲景对于服药的量和次数都十分讲究。刘渡舟、全小林等众多医家都认为经方的煎服法直接影响经方的疗效。小柴胡汤临床取效的另一个关键是必须重视煎服法——去滓再煎,即必须先"煮"(水药同熬)后"煎"(去滓后单熬药汁),并非现在常用的两次分煮,然后将两次水药同熬的药汁兑在一起的煎煮方法。

五、方歌

　　　　　　小柴原方取半煎,桂枝汤入复方全,
　　　　　　阳中太少相因病,偏重柴胡作仔肩。(《长沙方歌括》)

第二节　经方集注

伤寒六七日，发热，微恶寒，支节烦疼，微呕，心下支结，外证未去者，柴胡桂枝汤主之。（146）

柯琴

仲景书中最重柴、桂二方。以桂枝解太阳肌表，又可以调诸经之肌表；小柴胡解少阳半表，亦可以和三阳之半表。故于六经病外，独有桂枝证、柴胡证之称，见二方之任重不拘于经也。如阳浮阴弱条，是仲景自为桂枝证之注释；血弱气虚条，亦仲景自为柴胡证之注释。桂枝有坏病，柴胡亦有坏病；桂枝有疑似证，柴胡亦有疑似证。病如桂枝证而实非，若脚挛急与胸中痞硬者是已。病如柴胡证而实非，本渴而饮水呕、食谷呕，与但欲呕胸中痛微溏者是已。此条为伤寒六七日，正寒热当退之时，反见发热恶寒诸表证，更见心下支结诸里证，表里不解，法当表里双解之。然恶寒微，发热亦微，可知肢节烦疼，则一身骨节不疼；可知微呕，心下亦微结，故谓之支结。表证虽不去而已轻，里证虽已见而未甚。故取桂枝之半，以散太阳未尽之邪；取柴胡之半，以解少阳微结之证。口不渴，身有微热者，法当去人参；以六七日来，邪虽未解，而正已虚，故仍用之。外证虽在，而病机已见于里，故方以柴胡冠桂枝之上，为双解两阳之轻剂也。（《删补名医方论》）

高世栻

发热恶寒，肢节烦疼，宜麻黄桂枝汤，今因微呕，心下交结，又兼少阳症，故用柴胡桂枝汤。（《伤寒大白》）

彭子益

既有发热、恶寒、肢节烦疼之荣卫表证，又有微呕、心下支结之少阳经

证,桂枝汤、小柴胡汤合并双解也。(《圆运动的古中医学》)

成无己

伤寒六七日,邪当传里之时。支,散也。呕而心下结者,里证也,法当攻里。发热微恶寒,肢节烦疼,为外证未去,不可攻里,与柴胡桂枝汤以和解之。(《注解伤寒论》)

汪　琥

此条系太阳病传入少阳之证,少阳邪多,太阳邪少,故从少阳篇例。伤寒六七日,邪气传里之时。成注云,支者,散也。谓邪气之结,虽起于心下,而散于胁旁。后条辩以支字,解作撑。若有物支撑在胸胁间,其义甚明。兼之微呕者,此系少阳之邪正盛也。外证未去,此指上文发热恶寒支节烦疼而言。夫寒热而曰微,支节疼而曰烦,此可征太阳之表邪已轻,其势渐趋于里矣,故以柴胡合桂枝汤以两解之。(《伤寒论辩证广注》)

发汗多,亡阳谵语者,不可下,与柴胡桂枝汤,和其荣卫,以通津液,后自愈。

尤在泾

少阳居表里之间,当肓膜之处,外不及于皮肤,内不及于脏腑,汗之而不从表出,下之而不从里出,故有汗吐下之戒,而唯小柴胡一方和解表里,为少阳正治之法,凡十六条。其次则有和解而兼汗下之法,谓证兼太阳之表,则宜兼汗,或证兼阳明之里,则宜兼下,如柴胡加桂枝汤、柴胡加芒硝汤、大柴胡汤、柴胡桂枝汤等方是也,夫有汗下之禁,而或汗之,或下之,此亦少阳权变法也,凡四条。(《伤寒贯珠集》)

浅田惟常

并病是一邪转移传变,与合病之由蕴伏自发者,大不相同,浅田乃谓合病与并病虽有缓急之别,于其治法,则无有异焉,大谬甚矣。盖由未细审仲师所用合病诸方之故,粗疏之过难辞。大法,太阳阳明并病,太阳表病未罢者,当先表后里,太阳证罢,但有阳明证者,始可攻里也。太阳少阳并病,柴胡桂枝汤太少并治(原文太少并病之条,一,头项强痛或眩冒,或如结胸,心下痞硬者,慎不可发汗,汗则谵语。二,心下硬,颈项强而眩也,慎勿下之。)

（《伤寒辨要笔记》）

郑钦安

理应按法施治，又何必以针刺，而伤无病之经哉？然则如何按法施治？邪入少阳而太阳证未罢，可用柴胡桂枝汤治之。桂枝汤以解太阳之邪，柴胡汤以和解少阳，则眩冒可除。若误汗则热邪入于肝经而谵语，当如太阳下篇16、17条例，刺期门以泄肝邪，肝之邪热去，谵语自止。（《伤寒恒论》）

刘渡舟

这两条合在一起来看，"少阳病不可以吐，吐下则悸而惊"，"少阳不可发汗，发汗则谵语，则烦而悸"。这就是少阳病的禁汗、禁吐、禁下。如果误用了，就有后果，后果是什么？一是正气受伤，一是邪气传变。《医宗金鉴》把《伤寒论》的内容用了几句话概括，歌诀的体裁："少阳三禁要详明，汗谵吐下悸而惊。"底下还有"甚则吐下利不止，水浆不入命难生"，补充了《伤寒论》没有的内容。所以治疗少阳病的时候是禁汗、禁吐、禁下。到了金元时期，李东垣补充一个，还要禁利小便，由三禁变为四禁。这是少阳言其常也，这是常法。少阳病也可汗、可吐、可下、可利小便，大柴胡汤是不是下？柴胡桂枝汤是不是汗？胸满，少阳之气郁了，也可以用瓜蒂散。所以这就得看了，要知常而达变。（《刘渡舟伤寒论讲稿》）

柴胡桂枝汤方：治心腹卒中痛者。

丹波元简

有表邪而挟内寒者，乌头桂枝汤证也，有表邪而挟内热者，柴胡桂枝汤证也，以柴胡、桂枝、生姜，升阳透表；人参、半夏、甘草、大枣，补中开郁；黄芩、芍药，治寒中有热。杂合此表里两解，寒热兼除之法也……仁斋直指云：柴胡桂枝汤，治肾气冷热不调证，案肾气，即疝也。（《金匮玉函要略辑义》）

第三节　类方简析

柴胡桂枝汤是小柴胡汤与桂枝汤的合方变化而来,临证应用非常广泛,常用的类方有柴胡桂枝干姜汤、柴胡加龙骨牡蛎汤等,下面对其进行简要分析。

一、柴胡桂枝干姜汤

组成:柴胡半斤,黄芩三两,桂枝三两(去皮),干姜二两,瓜蒌根四两,牡蛎二两(熬),甘草二两(炙)。

用法:上七味,以水一斗二升,煮取六升,去滓,再煎取三升,温服一升,日三服,初服微烦,复服汗出便愈。

功用:和解散寒,生津敛阴。

主治:伤寒少阳证,往来寒热,寒重热轻,胸胁满微结,小便不利,渴而不呕,但头汗出,心烦;牝疟寒多热少,或但寒不热。

证治机制:柴胡桂枝干姜汤见于《伤寒论》第147条:"伤寒五六日,已发汗而复下之,胸胁满微结,小便不利,渴而不呕,但头汗出,往来寒热心烦者,此为未解也,柴胡桂枝干姜汤主之。"刘渡舟教授认为,《伤寒论》中少阳为半表半里,是表里传变的枢机,少阳为枢,不仅是表证传里的枢机,也是三阳病传入三阴的枢机。所以少阳病多有兼见证,如少阳兼表的柴胡桂枝汤证,少阳兼里实的大柴胡汤、柴胡加芒硝汤证。而柴胡桂枝干姜汤正是与大柴胡汤证相对的方剂,是少阳兼里虚寒之证。如此,则兼表兼里,里实里虚俱备,少阳为枢之意义才完美。张仲景于146条论少阳兼表的柴胡桂枝汤,紧接着在147条论少阳传入太阴的柴胡桂枝干姜汤证,其用意之深,令人玩味无穷。所以,刘老在其《伤寒论十四讲》中云:"用本方和解少阳兼治脾寒,与大柴胡汤和解少阳兼治胃实相互发明,可见少阳为病影响脾胃时,需分寒热虚实不同而治之。"

方解:少阳表里未解,故以柴胡、桂枝合剂而治之,即小柴胡之变法也。去人参者,因其气不虚,减半夏者,以其不呕恐助燥也,加瓜蒌以其能止渴,兼生津液也,倍柴胡加桂枝,以主少阳之表,加牡蛎以软少阳之结,干姜佐桂枝,以散往来之寒,黄芩佐柴胡,以除往来之热,上可制干姜不益心烦也,诸药寒温不一,必需甘草以和之。(《医宗金鉴》)

方歌:八柴二草蛎干姜,芩桂宜三瓜四尝。

不呕渴烦头汗出,少阳枢病要精详。(《长沙方歌括》)

二、柴胡加龙骨牡蛎汤

组成:柴胡四两,龙骨、黄芩、生姜(切)、铅丹、人参、桂枝(去皮)、茯苓各一两半,半夏二合半(洗),大黄二两,牡蛎一两半(熬),大枣六枚(擘)。

用法:上十二味,以水八升,煮取四升,纳大黄,切如棋子,更煮一两沸,去滓,温服一升。本云柴胡汤,今加龙骨等。

功用:和解清热,镇惊安神。

主治:伤寒往来寒热,胸胁苦满,烦躁惊狂不安,时有谵语,身重难以转侧,现用于癫痫、神经官能症、梅尼埃病以及高血压病等见有胸满烦惊为主证者。

证治机制:柴胡加龙骨牡蛎汤见于《伤寒论》第107条:"伤寒八九日,下之,胸满烦惊,小便不利,谵语,一身尽重,不可转侧者,柴胡加龙骨牡蛎汤主之。"此证乃伤寒误用了下法,正气有所耗损,邪犯少阳而致少阳枢机不利,表里三焦之气不和。具有和解泄热、镇惊安神的功效,用于治疗少阳病兼表里三焦俱病之证。本方是由半量小柴胡汤去甘草加龙骨、牡蛎、桂枝、茯苓、铅丹、大黄诸药而成,方中取小柴胡汤剂量的一半以和解少阳,清肝胆之热,宣畅枢机,使陷里之邪得以枢转而出;去甘草之滞腻,以防留邪;加桂枝通阳透达,行阳气而解身重,并助小柴胡转出里邪,加大黄少量,泄热和胃,并可止谵语;铅丹、龙牡重镇安神,定惊止烦,更妙在茯苓一味,既可淡渗利水,疏通三焦,又能宁心安神,以止烦惊,如此攻补合用,使少阳气和,三焦通利,其邪得解。

临床常将本方作为安神剂的代表方之一,因其立法巧妙、适用病症广泛,成为近代方药研究的重点。矢数道明先生认为本方为治疗实证的处方,其方证主治介于大柴胡汤、小柴胡汤方证之间,方证常表现为胸胁苦满、心下部有抵抗或自觉膨满、脐上动悸,腹部上冲感,心悸;不眠烦闷,易惊,焦躁易怒,易动感情,善太息,甚则出现狂乱、痉挛等;小便不利,大便偏秘;此外,还可表现为一身尽重,动作不灵活,难以转侧,身动乏力,水肿麻痹。本方应用的关键是抓住患者精神异常的症状,胸满烦惊,伴见少阳经循行部位的不适,即可选用。故临床上多应用于各种精神紊乱的疾病中,如癫痫、精神分裂症、神经官能症、抑郁症、焦虑症、躁狂症、血管神经性头痛、失眠、更年期综合征等,并且取得了较好疗效。另有报道,该方可用于治疗男性不育、梅尼埃病、胆道功能紊乱、心脏血管神经官能症等。

方解:方中柴胡、桂枝、黄芩和里解外,以治往来寒热、身重;龙骨、牡蛎、铅丹重镇安神,以治烦躁惊狂;半夏、生姜和胃降逆;大黄泄里热,和胃气;茯苓安心神,利小便;人参、大枣益气养营,扶正祛邪。共成和解清热,镇惊安神之功。

方歌:参芩龙牡桂丹铅,芩夏柴黄姜枣全,

　　　枣六余皆一两半,大黄二两后同煎。(《长沙方歌括》)

第二章 临床药学基础

第一节 主要药物的功效与主治

一、柴胡

柴胡为伞形科植物北柴胡、狭叶柴胡等的根。春、秋季挖取根部,去净茎苗、泥土,晒干。北柴胡又名硬柴胡。为植物北柴胡的根,并带有少许茎的基部。根呈圆锥形,主根顺直或稍弯曲,下部有分枝,根头膨大,呈疙瘩状,长6~20cm,直径0.6~1.5cm,外皮灰褐色或灰棕色,有纵皱纹及支根痕,顶部有细毛或坚硬的残茎。质较坚韧。不易折断,断面木质纤维性,黄白色。气微香,味微苦辛。以根条粗长、皮细、支根少者为佳。主产辽宁、甘肃、河北、河南。此外,陕西、内蒙古、山东等地亦产。

性味归经:苦,凉。入肝、胆经。

功能主治:和解表里,疏肝,升阳。治往来寒热,胸满胁痛,口苦耳聋,头痛目眩,疟疾,下利脱肛,月经不调,子宫下垂。

文献摘录:

《神农本草经》:主心腹肠胃中结气,饮食积聚,寒热邪气,推陈致新。

《名医别录》:主除伤寒,心下烦热,诸痰热结实,胸中邪逆,五脏间游气,大肠停积,水胀及湿痹拘挛。亦可作浴汤。

《药性论》:治热劳骨节烦疼,热气,肩背疼痛,宣畅血气,劳乏羸瘦;主下气消食,主时疾内外热不解,单煮服。

《日华子本草》：补五劳七伤，除烦止惊，益气力，消痰止嗽，润心肺，填精补髓，天行温疾热狂乏绝，胸胁气满，健忘。

《滇南本草》：伤寒发汗解表要药，退六经邪热往来，痹痿，除肝家邪热、痨热，行肝经逆结之气，止左胁肝气疼痛，治妇人血热烧经，能调月经。发汗用嫩蕊，治虚热、调经用根。

《本草纲目》：治阳气下陷，平肝、胆、三焦、包络相火，及头痛、眩晕，目昏、赤痛障翳，耳聋鸣诸疟，及肥气寒热，妇人热入血室，经水不调，小儿痘疹余热，五疳羸热。

二、黄芩

黄芩为唇形科植物黄芩的根。春季至夏初采收（秋季亦可）。选生长3～4年的植株。将根挖出后除去茎苗、须根及泥土，晒至半干时撞去栓皮，再晒至全干。干燥根呈倒圆锥形，扭曲不直，长7～27cm，直径1～2mm。表面深黄色或黄棕色。上部皮较粗糙，有扭曲的纵皱纹或不规则的网纹，下部皮细，有顺纹或细皱纹，上下均有稀疏的疣状支根痕。质硬而脆，易折断；断面深黄色，中间有棕红色圆心。老根断面中央呈暗棕色或棕黑色朽片状，习称"枯黄芩"或"枯芩"；或因中空而不坚硬，呈劈破状者，习称"黄芩瓣"。根遇潮湿或冷水则变为黄绿色。无臭，味苦。以条粗长、质坚实、色黄、除净外皮者为佳。条短、质松、色深黄、呈瓣状者质次。主产河北、内蒙古、山西、山东、陕西等地。此外，辽宁、黑龙江亦产。四川、云南所产的黄芩，为植物滇黄芩的根。药材外形相似，但较细，直径一般0.5～1cm，常有分枝，断面为极明显的黄绿色，质量较差。

性味归经：苦，寒。入心、肺、胆、大肠经。

功能主治：泻实火，除湿热，止血，安胎。治壮热烦渴，肺热咳嗽，湿热泻痢，黄疸，热淋，吐、衄、崩、漏，目赤肿痛，胎动不安，痈肿疔疮。

文献摘录：

《神农本草经》：主诸热黄疸，肠澼，泄利，逐水，下血闭，恶疮，疽蚀，火疡。

《名医别录》：主治痰热，胃中热，小腹绞痛，消谷，利小肠，女子血闭，淋露下血，小儿腹痛。

《药性论》：能治热毒，骨蒸，寒热往来，肠胃不利，破壅气，治五淋，令人宣畅，去关节烦闷，解热渴，治热腹中疠痛，心腹坚胀。

《日华子本草》：下气，主天行热疾，疔疮，排脓。治乳痈，发背。

《珍珠囊》：除阳有余，凉心去热，通寒格。

《滇南本草》：上行泻肺火，下行泻膀胱火，男子五淋，女子暴崩，调经安胎清热，胎中有火热不安，清胎热，除六经实火实热。

《本草纲目》：治风热湿热头疼，奔豚热痛，火咳，肺痿喉腥，诸失血。

《本草正》：枯者清上焦之火，消痰利气，定喘嗽，止失血，退往来寒热，风热湿热，头痛，解瘟疫，清咽，疗肺痿肺痈，乳痈发背，尤祛肌表之热，故治斑疹、鼠瘘、疮疡、赤眼；实者凉下焦之热，能除赤痢，热蓄膀胱，五淋涩痛，大肠闭结，便血、漏血。

三、半夏

本品为天南星科植物半夏的干燥块茎。夏、秋二季采挖，洗净，除去外皮及须根，晒干。干燥块茎呈圆球形、半圆球形或偏斜状，直径 0.8~2cm。表面白色，或浅黄色，未去净的外皮呈黄色斑点。上端多圆平，中心有凹陷的黄棕色的茎痕，周围密布棕色凹点状须根痕，下面钝圆而光滑，质坚实，致密。纵切面呈肾脏形，洁白，粉性充足；质老或干燥过程不适宜者呈灰白色或显黄色纹。粉末嗅之呛鼻，味辛辣，嚼之发黏，麻舌而刺喉。以个大、皮净、色白、质坚实、粉性足者为佳。以个小、去皮不净、色黄白、粉性小者为次。

性味归经：辛，温；有毒。归脾、胃、肺经。

功能主治：燥湿化痰，降逆止呕，消痞散结。用于痰多咳喘，痰饮眩悸，风痰眩晕，痰厥头痛，呕吐反胃，胸脘痞闷，梅核气；生用外治痈肿痰核。姜半夏多用于降逆止呕。

文献摘要：

《神农本草经》：治伤寒寒热，心下坚，下气，喉咽肿痛，头眩胸胀，咳逆，肠鸣,止汗。

《名医别录》:主消心腹胸中膈痰热满结,咳嗽上气,心下急痛坚痞,时气呕逆;消痈肿,胎堕,治萎黄,悦泽面目。生令人吐,熟令人下。

《药性论》:消痰涎,开胃健脾,止呕吐,去胸中痰满,下肺气,主咳结。新生者摩涂痈肿不消,能除瘤瘿。气虚而有痰气,加而用之。

《日华子本草》:治吐食反胃,霍乱转筋,肠腹冷,痰疟。

《医学启源》:治寒痰及形寒饮冷伤肺而咳,大和胃气,除胃寒,进饮食。治太阳痰厥头痛,非此不能除。

《本草纲目》:治腹胀,目不得瞑,白浊,梦遗,带下。

四、人参

本品为五加科人参属植物人参的根,其叶也入药,叫参叶。一般应采生长 5 年以上的。秋季采挖,特别是野山参,当果实成熟呈鲜红色,较易发现,挖时尽可能连须根一起挖出,除净泥土,晒干叫"生晒参"。经水烫,浸糖后干燥的叫"白糖参"。蒸熟后晒干或烘干的叫"红参"。

性味归经:甘微苦,温。入脾、肺、心经。

功能主治:大补元气,固脱生津,安神。治劳伤虚损,食少,倦怠,反胃吐食,大便滑泄,虚咳喘促,自汗暴脱,惊悸,健忘,眩晕头痛,阳痿,尿频,消渴,妇女崩漏,小儿慢惊,及久虚不复,一切气血津液不足之证。

文献摘要:

《神农本草经》:主补五脏,安精神,安魂魄,止惊悸,除邪气,明目,开心益智。

《名医别录》:主治肠胃中冷,心腹鼓痛,胸胁逆满,霍乱吐逆,调中,止消渴,通血脉,破坚积,令人不忘。

《药性论》:主五脏气不足,五劳七伤,虚损瘦弱,吐逆不下食,止霍乱烦闷呕哕,补五脏六腑,保中守神。消胸中痰,主肺痿吐脓及痫疾,冷气逆上,伤寒不下食,患人虚而多梦纷纭,加而用之。

《日华子本草》:调中治气,消食开胃。

《珍珠囊》:养血,补胃气,泻心火。

《医学启源》:治脾肺阳气不足及肺气喘促,短气、少气,补中缓中,泻肺脾胃中火邪。

《主治秘要》:补元气,止泻,生津液。

《滇南本草》:治阴阳不足,肺气虚弱。

《本草蒙筌》:定喘嗽,通畅血脉,泻阴火,滋补元阳。

《本草纲目》:治男妇一切虚证,发热自汗,眩晕头痛,反胃吐食,疟疾,滑泻久痢,小便频数,淋沥,劳倦内伤,中风,中暑,痿痹,吐血,嗽血,下血,血淋,血崩,胎前产后诸病。

五、生姜

本品为姜科植物姜的鲜根茎。夏季采挖,除去茎叶及须根,洗净泥土。鲜根茎为扁平不规则的块状,并有枝状分枝,各柱顶端有茎痕或芽,表面黄白色或灰白色,有光泽,具浅棕色环节。质脆,折断后有汁液渗出;断面浅黄色,有一明显环纹,中间稍现筋脉。气芳香而特殊,味辛辣。以块大、丰满、质嫩者为佳。

性味归经:辛,温。入肺、胃、脾经。

功能主治:发表,散寒,止呕,开痰。治感冒风寒,呕吐,痰饮,喘咳,胀满,泄泻;解半夏、天南星及鱼蟹、鸟兽肉毒。

文献摘要:

《神农本草经》:去臭气,通神明。

《名医别录》:主伤寒头痛鼻塞,咳逆上气。

《药性论》:主痰水气满,下气;生与干并治嗽,疗时疾,止呕吐不下食。生和半夏主心下急痛;若中热不能食,捣汁和蜜服之。又汁和杏仁作煎,下一切结气实,心胸壅隔,冷热气。

《食疗本草》:除壮热,治转筋、心满。止逆,散烦闷,开胃气。

《本草纲目拾遗》:汁解毒药,破血调中,去冷除痰,开胃。

《珍珠囊》:益脾胃,散风寒。

《医学启源》:温中祛湿。制厚朴、半夏毒。

《日用本草》:治伤寒、伤风、头痛、九窍不利。入肺开胃,去腹中寒气,解臭秽。解菌蕈诸物毒。

《会约医镜》:煨姜,治胃寒,泄泻,吞酸。

六、大枣

本品为鼠李科植物枣的成熟果实。秋季果实成熟时采收。拣净杂质,晒干。或烘至皮软,再行晒干。或先用水煮一滚,使果肉柔软而皮未皱缩时即捞起,晒干。果实略呈卵圆形或椭圆形,长 2~3.5cm,直径 1.5~2.5cm。表面暗红色,带光泽,有不规则皱纹,果实一端有深凹窝,中具一短而细的果柄,另一端有一小突点。外果皮薄,中果皮肉质松软,如海绵状,黄棕色。果核纺锤形,坚硬,两端尖锐,表面暗红色。气微弱,味香甜。以色红、肉厚、饱满、核小、味甜者为佳。

性味归经:甘,温。入脾、胃经。

功能主治:补脾和胃,益气生津,调营卫,解药毒。治胃虚食少,脾弱便溏,气血津液不足,营卫不和,心悸怔忡。妇人脏躁。

文献摘要:

《神农本草经》:治心腹邪气,安中养脾,助十二经。平胃气,通九窍,补少气、少津液,身中不足,大惊,四肢重,和百药。

《名医别录》:补中益气,强力,除烦闷,疗心下悬,肠澼。

《药对》:杀附子、天雄毒。

《食疗本草》:主补津液。洗心腹邪气,和百药毒,通九窍,补不足气。蒸煮食之,补肠胃,肥中益气。小儿患秋痢,与虫枣食,良。

《日华子本草》:润心肺,止嗽。补五脏,治虚劳损,除肠胃癖气。

《珍珠囊》:温胃。

李杲:温以补脾经不足,甘以缓阴血,和阴阳,调营卫,生津液。

《药品化义》:养血补肝。

《本草再新》:补中益气,滋肾暖胃,治阴虚。

七、甘草

本品为豆科植物甘草的根及根状茎。秋季采挖,除去茎基、枝杈、须根等,截成适当长短的段,晒至半干,打成小捆,再晒至全干。也有将外面栓皮削去者,称为"粉草"。置干燥通风处,防发霉、虫蛀。干燥根呈长圆柱形,不分枝,多截成长 30~120cm 的段,直径 0.6~3.3cm。带皮的甘草,外皮松紧不等,呈红棕色、棕色或灰棕色,具显著的皱纹、沟纹及稀疏的细根痕,皮孔横生,微突起,呈暗黄色。两端切面平齐,切面中央稍陷下。质坚实而重。断面纤维性,黄白色,粉性,有一明显的环纹和菊花心,常形成裂隙,微具特异的香气,味甜而特殊。根状茎形状与根相似,但表面有芽痕,横切面中央有髓。粉草外表平坦,淡黄色,纤维性,有纵裂纹。带皮甘草以外皮细紧、有皱沟、红棕色、质坚实、粉性足、断面黄白色者为佳;外皮粗糙,灰棕色、质松、粉性小、断面深黄色者为次;外皮棕黑色、质坚硬、断面棕黄色、味苦者不可入药。粉草较带皮甘草为佳。

性味归经:甘,平。入脾、胃、肺经。

功能主治:和中缓急,润肺,解毒,调和诸药。炙用,治脾胃虚弱,食少,腹痛便溏,劳倦发热,肺痿咳嗽,心悸,惊痫;生用,治咽喉肿痛,消化性溃疡,痈疽疮疡,解药毒及食物中毒。

第二节 主要药物的作用机制

一、柴胡

《本草衍义》:柴胡《本经》并无一字治劳,今人治劳方中,鲜有不用者。……尝原病劳,有一种真脏虚损,复受邪热;邪因虚而致劳,故曰劳者牢也,当须斟酌用之。如《经验方》中治劳热,青蒿煎丸,用柴胡正合宜耳,服之无不效。热去即须急已,若或无热,得此愈甚……《日华子》又谓补五劳七伤,《药性论》亦谓治劳乏羸瘦,若此等病,苟无实热,医者执而用之,不死何待……如张仲景治寒热往来如疟状,用柴胡汤,正合其宜。

《医学启源》:柴胡,此少阳、厥阴引经药也。妇人产前产后必用之药也。善除本经头痛,非此药不能止。治心下痞、胸膈中痛……能引胃气上升,以发散表热。

李杲:柴胡泻肝火,须用黄连佐之。欲上升则用根,酒浸;欲中及下降,则生用根,又治疮疡瘰积之在左。十二经疮药中,须用以散诸经血结气聚,功用与连翘同。

《滇南本草》:伤寒发汗用柴胡,至四日后方可用;若用在先,阳症引入阴经,当忌用。

《本草纲目》:劳有五劳,病在五脏。若劳在肝、胆、心及包络有热,或少阳经寒热者,则柴胡乃手足厥阴、少阳必用之药;劳在脾胃有热,或阳气下陷,则柴胡乃引清气、退热必用之药;唯劳在肺、肾者,不用可尔。然东垣李氏言诸有热者宜加之,无热则不加。又言诸经之疟,皆以柴胡为君;十二经疮疽,须用柴胡以散结聚。则是肺疟、肾疟,十二经之疮,有热者皆可用之矣。但要用者精思病原,加减佐使可也。

《本草经疏》:柴胡,为少阳经表药。主心腹肠胃中结气,饮食积聚,寒热邪气,推陈致新,除伤寒心下烦热者,足少阳胆也。胆为清净之府,无出无入,不可汗,不可吐,不可下,其经在半表半里,故法从和解,小柴胡汤之属是也。其性升而散,属阳,故能达表散邪也。邪结则心下烦热,邪散则烦热自解。阳气下陷,则为饮食积聚,阳升则清气上行,脾胃之气行阳道,则饮食积聚自消散矣。诸痰热结实,胸中邪逆,五脏间游气者,少阳实热之邪所生病也。柴胡苦平而微寒,能除热散结而解表,故能愈以上诸病。大肠停积,水胀,及湿痹拘挛者,柴胡为风药,风能胜湿故也。

《本草汇言》:柴胡有银柴胡、北柴胡、软柴胡三种之分……气味虽皆苦寒,而俱入少阳、厥阴,然又有别也。银柴胡清热,治阴虚内热也;北柴胡清热,治伤寒邪热也;软柴胡清热,治肝热骨蒸也。其出处生成不同,其形色长短黑白不同,其功用内外两伤主治不同,胡前人混称一物,漫无分理?《日华子》所谓补五劳七伤,治久热羸瘦,与《经验方》治劳热,青蒿煎丸少佐柴胡,言银柴胡也。《衍义》云,《本经》并无一字治劳,而治劳方中用之,鲜有不误者,言北柴胡也。然又有真脏虚损,原因肝郁血闭成劳,虚因郁致,热由郁成,软柴胡亦可相机而用。如伤寒方有大柴胡汤、小柴胡汤,仲景氏用北柴胡也。脾虚劳倦,用补中益气汤,妇人肝郁劳弱,用逍遥散、青蒿煎丸少佐柴胡,俱指软柴胡也。业医者当明辨而分治可也。

《本草正》:柴胡……用此者用其凉散,平肝之热……其性凉,故解寒热往来,肌表潮热,肝胆火炎,胸胁痛结,兼治疮疡,血室受热;其性散,故主伤寒邪热未解,温疟热盛,少阳头痛,肝经郁证。总之,邪实者可用,真虚者当酌其宜,虽引清气上升,然升中有散,中虚者不可散,虚热者不可寒,岂容误哉……柴胡之性,善泄善散,所以大能走汗,大能泄气,断非滋补之物,凡病阴虚水亏而孤阳劳热者,不可再损营气,盖未有用散而不泄营气者,未有动汗而不伤营血者。营即阴也,阴既虚矣,尚堪再损其阴否?然则用柴胡以治虚劳之热者,果亦何所取义耶。

《药品化义》:柴胡,性轻清,主升散,味微苦,主疏肝。若多用二三钱,能祛散肌表。属足少阳胆经药,治寒热往来,疗疟疾,除潮热。若少用三四分,能升提下陷,佐补中益气汤,提元气而左旋,升达参芪以补中气。凡三焦胆热,或偏头风,或耳内生疮,或潮热胆痹,或两胁刺痛,用柴胡清肝散以疏肝胆之气,诸症悉愈。凡肝脾血虚,骨蒸发热,用逍遥散,以此同白芍抑肝散火,恐柴胡性凉,制以酒拌,领入血分,以清抑郁之气,而血虚之热自退,若真脏亏损,易于外感,复受邪热,或阴虚劳怯致身发热者,以此佐滋阴降火汤除热甚效。所谓内热用黄芩,外热用柴胡,为和解要剂。

《本草崇原》:柴胡,乃从太阴地土、阳明中土而外达于太阳之药也,故仲祖《卒病论》言伤寒中风不从表解,太阳之气逆于中土,不能枢转外出,则用小柴胡汤达太阳之气于肌表,是柴胡并非少阳主药。后人有病在太阳而用柴胡,则引邪入于少阳之说,此庸愚无稽之言。

《本经逢原》:柴胡,小儿五疳羸热,诸疟寒热,咸宜用之。痘疹见点后有寒热,或胁下疼热,于透表药内用之,不使热留少阳经中,则将来无咬牙之患。

《本草经解》：柴胡，其主心腹肠胃中结气者，心腹肠胃，五脏六腑也，脏腑共十二经，凡十一脏皆取决于胆，柴胡轻清，升达胆气，胆气条达，则十一脏从之宣化，故心腹肠胃中，凡有结气，皆能散之也。其主饮食积聚者，盖饮食入胃，散精于肝，肝之疏散，又借少阳胆为生发之主也，柴胡升达胆气，则肝能散精，而饮食积聚自下矣。少阳经行半表半里，少阳受邪，邪并于阴则寒，邪并于阳则热，柴胡和解少阳，故主寒热之邪气也。

《本草经百种录》：柴胡，肠胃之药也。观《经》中所言治效，皆主肠胃，以其气味轻清，能于顽土中疏理滞气，故其功如此。天下唯木能疏土，前人皆指为少阳之药，是知末而未知其本也。

《本草求真》：柴胡能治五痨，必其诸脏诸腑，其痨挟有实热者，暂可用其解散（实热是外邪内郁而实）。真虚而挟实热，亦当酌其所宜。虽引清阳之气左旋上行，然升中有散，若无归、芪同投，其散滋甚。虚热不可寒，血衰火毒者不可燥，岂容误哉？兼之性滑善通，凡溏泄大便者，当善用之。

《药征》：《本草纲目》柴胡部中，往往以往来寒热为其主治也。夫世所谓疟疾，其寒热往来也剧矣，而有用柴胡而治之者，亦有不治也者。于是质之仲景氏之书，其用柴胡也，无不有胸胁苦满之证。今乃施诸胸胁苦满，而寒热往来者，其应犹响之于声，非直疟也，百疾皆然。无胸胁苦满证者，则用之无效焉。然则柴胡之所主治，不在彼而在此。

《重庆堂随笔》：柴胡，为正伤寒要药，不可以概治温热诸感；为少阳疟主药；不可以概治他经诸疟；为妇科妙药，不可以概治阴虚阳越之体，用者审之。

《本草正义》：柴胡味苦，而专主寒热，《名医别录》称其微寒。然春初即生，香气馥郁，而体质轻清，气味俱薄，……与其他之苦寒泄降者，性情功用，大是不同。《本经》《别录》主治，多属肠胃中饮食痰水停滞积聚之证，则诸般积聚，皆由于中气无权，不能宣布使然。柴胡禀春生之气，能振举其清阳，则大气斡旋，而积滞自化……其治外邪寒热之病，则必寒热往来，邪气已渐入于里，不在肌表，非仅散表诸药所能透达，则以柴胡之气味轻清，芳香疏泄者，引而举之以祛出邪气，仍自表分而散，故柴胡亦为解表之药，而与麻、桂、荆、防诸物专主肌表者有别……且柴胡之呕逆及胸痞痛诸证，固皆肝胆木邪横逆为患，乃以柴胡之升腾疏泄者治之，既非镇摄之品，何以能制刚木之横？则以病由外来之邪所乘，肝胆之阳，遏抑不得宣布，失其条达之本性，因而攻动恣肆。柴胡能疏泄外邪，则寒郁解而肝胆之气亦舒，木既畅茂，斯诸症自已。乃或又因此而谓柴胡能平肝胆之横，凡遇木火上凌，如头痛耳胀、眩晕呕逆、胁肋痛等证，不辨是郁非郁，概投柴胡，愈以助其鸱张，是为虎傅翼，则又毫厘之差，千里之谬矣。且柴胡之治寒热往来，本主外感之病也，故伤寒、温热、湿温诸病，始则大寒大热，已而寒热间断，发作有时，胸胁不舒，舌苔浊腻者，斯为邪在半表半里，柴胡泄满透表，固是专司。若乍病之时，忽寒忽热，一日数作，则邪在气分，尚是表病，柴胡亦非其治。若至病久气虚，亦复寒热来往，而脉见虚软，舌色光滑，是谓虚热，又非邪盛之寒可比，则柴胡升举，亦非所宜。惟必审知其为脾阳不振，中气下陷，则东垣补中益气之方，乃堪采用，然升、柴升清，特其少少之辅佐品耳。至如疟病之寒热往来，既有不移时刻，又似仲景小柴胡成法，正为此证一定不易之主方。然在寒热方盛之初，或多寒，或多热，亦当分别见证，各为治疗，并非用得一味柴胡，便可自谓通治疟病之秘钥。唯必至寒热发作，虽有定时，而日至日晏，则邪入渐深，乃为正气不足，清阳下陷之候，所谓阳病渐入于阴，非柴胡升举其清气，不能提出阴分，还归于表而病解，则柴胡乃是必不可少之药。又疟缠既久，邪势已衰，而正气亦惫，是又所谓脾阳不振之候，亦必以柴胡升举中气，使其清阳敷布，而后寒热可止，则须与补脾之药并用，东垣之补中益气汤方，最为合拍，是乃虚疟之宜用柴胡者。此外则虽是往来之寒热，而柴胡亦非必用之药矣。

约而言之，柴胡主治，止有二层：一为邪实，则外寒之在半表半里者，引而出之，使还于表，而寒邪自散；一为正虚，则清气之陷于阴分者，举而升之，使返其宅，而中气自振。此外则有肝络不疏之证，在上为胁肋支撑，在下为脐腹䐜胀，实皆阳气不宣，木失条达所致，于应用药中，少入少许柴胡，以为佐使而作向导，奏效甚捷。

柴胡禀春升之性而以气胜，故能宣通阳气，祛散寒邪，是去病之药，非补虚之药。在脾虚之病用之者，乃少许引导作用，借其升发之气，振动清阳。

提其下陷，以助脾土之转输，所以必与补脾之参、芪、术并用，非即以柴胡补脾也。甄权《药性论》谓，治热劳骨节烦疼，虚乏羸瘦，盖亦指脾气不振，清阳陷入阴分者言之，故下文更有宣畅气血四字。明谓此是气血不畅，用柴胡以振举其清气，则气血自能宣畅，且可透泄其热，斯为热劳羸瘦之正治。初非谓劳瘵既成之后，血液耗竭，灼热将枯，而亦以柴胡升散之也。乃后人不知辨别，竟误以为劳瘵通治之良方。《日华本草》竟有补五劳七伤之句，以升阳散邪之药而妄称为补，大错铸成，实源于此；洁古因之，亦直以除虚劳三字为言，盖至此而柴胡遂为虚劳之专主矣。亦知劳有五脏之分，虚亦有中下之异，而无不发内热者。心脾之劳，阳气郁结而为灼热，以柴胡升举而泄散其热，宜也。若肝肾之劳，阴精耗烁而为蒸热，亦以柴胡拔本而发扬其热，可乎？中虚之热，为阳入于阴，以柴胡提出阴分，是使之返归本位，如人坠深渊，挈之登岸，是也。若下虚之热，为阴出之阳，亦以柴胡举之上升，是使之脱离根柢，如百谷丽土，拔之石上，可乎？

二、黄芩

《本草图经》：张仲景治伤寒心下痞满，泻心汤四方皆用黄芩，以其主诸热，利小肠故也。又太阳病下之，利不止，有葛根黄芩黄连汤，及主妊娠安胎散，亦多用黄芩。

《医学启源》：黄芩，气寒，味微苦，治肺中湿热，疗上热目中肿赤，瘀血壅盛，必用之药。泄肺中火邪上逆于膈上，补膀胱之寒水不足，乃滋其化源也。《主治秘要》云，其用有九：泻肺经热，一也；夏月须用，二也；去诸热，三也；上焦及皮肤风热风湿，四也；三也；妇人产后，养阴退阳，五也；利胸中气，六也；消膈上痰，七也；除上焦及脾诸湿，八也；安胎，九也。单制、二制、不制，分上、中、下也……酒炒上行，主上部积血，非此不能除，肺苦气上逆，急食苦以泄之，正谓此也。

张元素：下痢脓血稠黏，腹痛后重，身热久不可者，黄芩与芍药、甘草同用。肌热及去痰用黄芩，上焦湿热亦用黄芩，泻肺火故也。疮痛不可忍者，用苦寒药，如黄芩、黄连，详上下，分梢根，及引经药用之。

李杲:黄芩,味苦而薄,故能泻肺火而解肌热,手太阴剂也。细实而中不空者,治下部妙。

朱震亨:黄芩降痰,假其降火也。凡去上焦湿热,须以酒洗过用。片芩泻肺火,须用桑白皮佐之。若肺虚者,多用则伤肺,必先以天门冬保定肺气,而后用之。黄芩、白术乃安胎圣药,俗以黄芩为寒而不敢用,盖不知胎孕宜清热凉血,血不妄行,乃能养胎,黄芩乃上、中二焦药,能降火下行,白术能补脾也。

《本草纲目》:洁古张氏言黄芩泻肺火,治脾湿;东垣李氏言片芩治肺火,条芩治大肠火;丹溪朱氏言黄芩治上、中二焦火;而张仲景治少阳证小柴胡汤,太阳、少阳合病下利黄芩汤,少阳证下后心下满而不痛泻心汤并用之;成无己言黄芩苦而入心,泄痞热,是黄芩能入手少阴、阳明、手足太阴、少阳六经。盖黄芩气寒味苦,苦入心,寒胜热,泻心火,治脾之湿热,一则金不受刑,一则胃火不流入肺,即所以救肺也;肺虚不宜者,苦寒伤脾胃,损其母也……杨士瀛《直指方》云,柴胡退热,不及黄芩,盖亦不知柴胡之退热,乃苦以发之,散火之标也,黄芩之退热,乃寒能胜热,折火之本也……黄芩得酒上行,得猪胆汁除肝胆热,得柴胡退寒热,得芍药治下痢,得桑白皮泻肺火,得白术安胎。

《本草经疏》:黄芩,其性清肃,所以除邪;味苦所以燥湿;阴寒所以胜热,故主诸热。诸热者,邪热与湿热也,黄疸、肠澼、泻痢,皆温热胜之病也,折其本,则诸病自瘳矣。苦寒能除湿热,所以小肠利而水自逐,源清则流洁也。血闭者,实热在血分,即热入血室,令人经闭不通,湿热解,则荣气清而自行也。恶疮疽蚀者,血热则留结,而为痈肿溃烂也;火疡者,火气伤血也,凉血除热,则自愈也。《别录》消痰热者,热在胸中,则生痰火,在少腹则绞痛,小儿内热则腹痛,胃中湿热去,则胃安而消谷也。淋露下血,是热在阴分也;其治往来寒热者,邪在少阳也;五淋者,湿热胜所致也;苦寒清肃之气胜,则邪气自解,是伐其本也……黄芩为苦寒清肃之药,功在除热邪,而非补益之品,当与黄连并列,虽能清热利湿消痰,然苦寒能损胃气而伤脾阴,脾肺虚热者忌之。

《本草汇言》:清肌退热,柴胡最佳,然无黄芩不能凉肌达表。上焦之火,山栀可降,然舍黄芩不能上清头目……所以方脉科以之清肌退热,疮疡科以之解毒生肌,光明科以之散热明目,妇女科以之安胎理经,此盖诸科半表半里之首剂也。

《药品化义》:黄芩中枯者名枯芩,条细者名条芩,一品宜分两用。盖枯芩体轻主浮,专泻肺胃上焦之火,主治胸中逆气,膈上热痰,咳嗽喘急,目赤齿痛,吐衄失血,发斑发黄,痘疹疮毒,以其大能凉膈也。其条芩体重主降,专泻大肠下焦之火,主治大便闭结,小便淋浊,小腹急胀,肠红痢疾,血热崩中,胎漏下血,挟热腹痛,谵语狂言,以其能清肠也。

《本经逢原》:昔人以柴胡去热不及黄芩,盖柴胡专主少阳往来寒热,少阳为枢,非柴胡不能宣通中外;黄芩专主阳明蒸热,阳明居中,非黄芩不能开泄蕴隆,一主风木客邪,一主湿土蕴著,讵可混论。芩虽苦寒,毕竟治标之药,唯躯壳热者宜之,若阴虚伏热,虚阳发露,可轻试乎? 其条实者兼行冲脉,治血热妄行,古方有一味子芩丸,治女人血热,经水暴下不止者,最效。

《本经疏证》:仲景用黄芩有三耦焉,气分热结者,与柴胡为耦(小柴胡汤、大柴胡汤、柴胡桂枝干姜汤、柴胡桂枝汤);血分热结者,与芍药为耦(桂枝柴胡汤、黄芩汤、大柴胡汤、黄连阿胶汤、鳖甲煎丸、大黄䗪虫丸、奔豚汤、王不留行散、当归散);湿热阻中者,与黄连为耦(半夏泻心汤、甘草泻心汤、生姜泻心汤、葛根黄芩黄连汤、干姜黄芩黄连人参汤)。以柴胡能开气分之结,不能泄气分之热,芍药能开血分之结,不能清迫血之热,黄连能治湿生之热,不能治热生之湿。譬之解斗,但去其斗者,未平其致斗之怒,斗终未已也。故黄芩协柴胡,能清气分之热,协芍药,能泄迫血之热,协黄连,能解热生之湿也。

三、半夏

《本草衍义》:半夏,今人唯知去痰,不言益脾,盖能分水故也。脾恶湿,湿则濡而困,困则不能制水。《经》曰,湿胜则泻。一男子夜数如厕,或教以生姜一两碎之,半夏汤洗,与大枣各三十枚,水一升,瓷瓶中慢火烧为熟水,时时呷,数日便已。

成无己:辛者散也,润也。半夏之辛以散逆气结气,除烦呕,发音声,行水气,而润肾燥。

张元素:半夏,热痰佐以黄芩,风痰佐以南星,寒痰佐以干姜,痰痞佐以陈皮、白术。多用则泻脾胃。

《汤液本草》:半夏,俗用为肺药,非也。止吐为足阳明,除痰为足太阴,小柴胡中虽为止呕,亦助柴胡能止恶寒,是又为足少阳也,又助黄芩能去热,是又为足阳明也。往来寒热,在表里之中,故用此有各半之意,本以治伤寒之寒热,所以名半夏。《经》云,肾主五液,化为五湿,自入为唾,入肝为泣,入心为汗,入脾为痰,入肺为涕。有涎曰嗽,无涎曰咳,痰者因咳而动,脾之湿也。半夏能泄痰之标,不能泄痰之本,泄本者泄肾也。咳无形,痰有形,无形则润,有形则燥,所以为流湿润燥也。

《本草汇编》:俗以半夏性燥有毒,多以贝母代之,贝母乃少阴肺经之药,半夏乃太阴脾经、阳明胃经之药,何可代也。夫咳嗽吐痰,虚劳吐血,或痰中见血,诸郁咽痛喉痹,肺痈,肺痿,痈疽,妇人乳难,此皆贝母为向导,半夏乃禁用之药。若涎者脾之液,美味膏粱炙?皆能生脾胃湿热,故涎化为痰,久则痰火上攻,令人昏愦口噤,偏废僵仆,謇涩不语,生死旦夕,自非半夏、南星曷可治乎?若以贝母代之,则翘首待毙矣。

《本草纲目》:脾无留湿不生痰,故脾为生痰之源,肺为贮痰之器。半夏能主痰饮及腹胀者,为其体滑而味辛性温也,涎滑能润,辛温能散亦能润,故行湿而通大便,利窍而泄小便,所谓辛走气能化痰,辛以润之是矣。洁古张氏云,半夏、南星治其痰,而咳嗽自愈。丹溪朱氏云,二陈汤能使大便润而小便长。聊摄成氏云,半夏辛而散,行水气而润肾燥。又《和剂局方》用半硫丸,治老人虚秘,皆取其滑润也。世俗皆以南星、半夏为性燥,误矣。湿去则土燥,痰涎不生,非二物之性燥也。古方治咽痛喉痹,吐血下血,多用二物,非禁剂也。二物亦能散血,故破伤打仆皆主之。唯阴虚劳损,则非湿热之邪,而用利窍行湿之药,是乃重竭其精液。

《本草经疏》:半夏,柴胡为之使。辛温善散,故主伤寒邪在表里之间,往来寒热。苦善下泄,邪在胸中,则心中坚,胸胀咳逆;邪在上焦,则头眩;邪在少阴,则咽喉肿痛。《别录》亦谓其消心腹胸膈痰热满结,咳逆上气,心下急痛坚痞,时气呕逆,亦皆邪在上焦胸中之所致,故悉主之也。中焦者,足太阴之所治也,有湿有热,清浊不分则肠鸣,湿热胜则自汗,入足太阴故并主之。辛能散结,故消痈肿。脾家湿热,则面色萎黄,实脾、分水、燥湿,则前证俱除,面目因而滑泽矣。辛温有毒,体滑性燥,故堕胎也……半夏,古人立三禁,谓血家、渴家、汗家也……其所最易误而难明者,世医类以其能祛痰,凡见痰嗽,莫不先投之,殊不知咳嗽吐痰,寒热骨蒸,类皆阴虚肺热,津液不足之候,误服此药,愈损津液,则肺家愈燥,阴气愈虚,浓痰愈结,必致声哑而死。若合参术,祸不旋踵。盖以其本脾胃家药,而非肺肾药也。寒湿痰饮作嗽,属胃病者固宜,然亦百之一二,其阴虚火炽,煎熬真阴,津液化为结痰,以致喉痒发咳者,往往而是,故凡痰中带血,口渴、咽干,阴虚咳嗽者,大忌之。又有似中风,痰壅失音,偏枯拘挛,及二便闭涩,血虚腹痛,于法并忌。犯之过多,则非药可救。

《本经逢原》:半夏,同苍术、茯苓治湿痰;同瓜蒌、黄芩治热痰;同南星、前胡治风痰;同芥子、姜汁治寒痰;唯燥痰宜瓜蒌、贝母,非半夏所能治也。

《药征》:余尝读《本草纲目》半夏条曰,孕妇忌半夏,为其燥津液也。不思之甚矣。古语有之曰,有故无殒,此证而用此药,夫何忌之有……妊娠呕吐不止者,仲景氏用干姜人参半夏丸,余亦尝治孕妇留饮掣痛者,与十枣汤数剂,及期而娩,母子无害也。

《本草经读》:今人以半夏功专祛痰,概用白矾煮之,服者往往致吐,且致酸心少食,制法相沿之陋也。古人只用汤洗七次,去涎,今人畏其麻口,不敢从之……此药是太阴、阳明、少阳之大药,祛痰却非专长,故仲景诸方加减,俱云呕者加半夏,痰多者加茯苓,未闻以痰多加半夏也。

张山雷:半夏味辛,辛能泄散,而多涎甚滑,则又速降,《本经》以主伤寒寒热,是取其辛散之义,又治心下坚满而下气者,亦辛以开泄其坚满,而滑能降达逆气也。咽喉肿痛,头眩咳逆,皆气逆上冲,多升少降使然,滑而善降,是以主之。胸胀即心下之坚满,肠鸣乃腹里之窒塞,固无一非泄降开通之效用。止汗者,汗出多属气火上逆为病,此能抑而平之,所以可止,固非肌腠空疏,卫气不固之虚汗可知。后人止知半夏为消痰主将,而《本经》乃无一字及于痰饮,然后知此物之长,全在于开宣滑降四字,初非以治痰专长,其所以能荡涤痰浊者，盖即其开泄滑下之作用。《本经》主治，皆就其力量之所以然者而诠次之……至《别录》主治，大率皆与《本经》同意，唯多痈肿、萎黄两者，盖痈肿仍是脉络之结滞，萎黄又多湿热之不通，此能主之，亦犹是开泄之力。悦泽面目，则外敷之面脂药也……俗本医书，皆谓半夏专治湿痰，贝母专治燥痰，此其说实自汪讱庵开之。究之古用半夏治痰，唯取其涎多而滑降，且兼取其味辛而开泄，本未有燥湿之意，唯其涎差甚，激刺之力甚猛，故为有毒之品，多服者必有喉痛之患，而生姜则专解此毒。古无制药之法，凡方有半夏者，必合生姜用之，正取其克制之义。而六朝以降，始讲制药，且制法日以益密，而于此物之制造，则尤百出而不穷，于是浸之又浸，捣之又捣，药物本真，久已消灭，甚至重用白矾，罨之悠久，而辛开滑降之实，竟无丝毫留存，乃一变而为大燥之渣滓，则古人所称种种功用，皆不可恃，此所谓矫枉而过其正……或者又疑古书之不可信，不亦冤耶……古书每谓半夏善治风痰，说者辄以辛能散风作解，遂谓治大人中风，小儿惊痫，皆其法风搜风之功。其实半夏泄降，唯积痰生热，积热气升，而内风自动者，此能降气开痰，则风阳自息，决非可以发散外感之风。

四、生姜

成无己：姜、枣味辛甘，专行脾之津液而和营卫，药中用之，不独专于发散也。

李杲：孙真人云，姜为呕家圣药。盖辛以散之，呕乃气逆不散，此药行阳而散气也……俗言上床萝卜下床姜，姜能开胃，萝卜消食也。

《药性类明》：生姜祛湿，只是温中益脾胃，脾胃之气温和健运，则湿气自去矣。其消痰者，取其味辛辣，有开豁冲散之功也。

《医学入门》：姜，产后必用者，以其能破血逐瘀也。今人但知为胃药，而不知其能通心肺也。心气通，则一身之气正而邪气不能容，故曰去秽恶，通神明。丹溪云，留皮则冷，去皮则热。非皮之性本冷也，盖留皮则行表而热去，去皮则守中热存耳。

《本草经疏》：生姜所禀，与干姜性气无殊，第消痰、止呕、出汗、散风、祛寒、止泄、疏肝、导滞,则功优于干姜。

《药品化义》:生姜辛窜,药用善豁痰利窍,止寒呕,去秽气,通神明。助葱白头大散表邪一切风寒湿热之症;合黑枣、柴、甘,所谓辛甘发散为阳,治寒热往来及表虚发热;佐灯心通窍利肺气,宁咳嗽;入补脾药,开胃补脾,止泄泻。

《本草新编》:姜通神明,古志之矣,然徒用一二片,欲遽通明,亦必不得之数。或用人参,或用白术,或用石菖蒲,或用丹砂,彼此相剂,而后神明可通,邪气可辟也。生姜性散,能散风邪,伤风小恙,何必用桂枝,用生姜三钱捣碎,加薄荷二钱,滚水冲服,邪即时解散。或问生姜发汗,不宜常服,有之乎?曰,生姜四时皆可服,但不宜多服散气,岂特发汗哉。然而多服则正气受伤,少服则正气无害,又不可过于避忌坐视,而不收其功也。至于偶受阴寒,如手足厥逆,腹痛绕脐而不可止,不妨多用生姜,捣碎炒热,熨于心腹之外,以祛其内寒也。

《本草从新》:姜汁,润,开痰,治噎膈反胃,救卒暴,疗狐臭,搽冻耳,点风湿痹痛。煨姜,和中止呕。用生姜惧其散,用干姜惧其燥,唯此略不燥散。凡和中止呕,及与大枣并用,取其和脾胃之津液而和营卫,最为平妥。

《本草经读》:仲景桂枝汤等,生姜与大枣同用者,取其辛以和肺卫,得枣之甘以养心营,合之能兼调营卫也。真武汤、茯苓桂枝汤用之者,以辛能利肺气,气行则水利汗止,肺为水之上源也。大小柴胡汤用之者,以其为少阳本经之药也。吴茱萸汤用之者,以其安阳明之气,阳明之气以下行为顺,而呕自止矣;少阴之气,上交于阳明中土,而利亦止矣……今人只知其散邪发汗,而不知其有匡正止汗之功,每于真武汤、近效白术汤,辄疑生姜而妄去之,皆读书死于句下之过也。

五、大枣

成无己:张仲景治奔豚,用大枣滋脾土以平肾气也。治水饮胁痛有十枣汤,益土而胜水也。

《本草纲目》:《素问》言枣为脾之果,脾病宜食之,谓治病和药,枣为脾经血分药也。若无故频食,则生虫损齿,贻害多矣。

《本草汇言》:沈氏曰,此药得天地冲和之气,甘润膏凝,善补阴阳、气血、津液、脉络、筋俞、骨髓,一切虚损,无不宜之。如龙谭方治惊悸怔忡,健忘恍惚,志意昏迷,精神不守,或中气不和,饮食无味,四体懒重,肌肉羸瘦,此属心、脾二脏元神亏损之证,必用大枣治之……佐用陈皮,调畅中脘虚滞之痰。

《药品化义》:大黑枣,助阴补血,入肝走肾,主治虚劳,善滋二便,凡补肝肾药中,如滋阴降火汤、茯苓补心汤、产后芎归调血饮、保胎丸、养荣丸、四神丸,俱宜为佐使,因性味甘温,尤能扶脾养胃耳。

《本经逢原》:古方中用大枣,皆是红枣,取生能散表也。入补脾药,宜用南枣,取甘能益津也。

《长沙药解》:大枣,补太阴己土之精,化阳明戊土之气,生津润肺而除燥,养血滋肝而息风,疗脾胃衰损,调经脉虚芤……其味浓而质厚,则长于补血,而短于补气。人参之补土,补气似生血也;大枣之补土,补血以化气也,是以偏入己土补脾精而养肝血。凡内伤肝脾之病,土虚木燥,风动血耗者,非此不可。而尤宜于外感发表之际。盖汗血一也……桂枝汤开经络而泄营郁,不以大枣补其营阴,则汗出血亡,外感去而内伤来矣。故仲景于中风桂枝诸方皆用之,补泻并行之法也。十枣汤、葶苈大枣数方悉是此意。唯伤寒荣闭卫郁,义在泄卫,不在泄营,故麻黄汤不用也。

《本经疏证》:《伤寒论》《金匮要略》两书,用枣者五十八方,其不与姜同用者,十一方而已,大率姜与枣联,为和营卫之主剂,姜以主卫,枣以主营,故四十七方中其受桂枝汤节制者二十四,受小柴胡汤节制者六……与姜同用之十七方,不受桂柴节制者,遂无与于营卫欤?此盖有二焉,皆有涉于营卫,一者营卫之气为邪阻于外,欲开而出之,又恐其散之猛也,则麻黄剂中加用之,以防其太过;一者营卫之气为邪阻于内,欲补而达之,又恐其补之壅也,则人参剂中加用之,以助其不及。防之于外者,欲其力匀称,故分数仍桂枝、柴胡之法;助之于内者,欲其和里之力优,而后外达能锐,故枣重于姜,此实用姜枣之权舆,枣之功能,尤于是足见者也。

六、甘草

李杲：甘草，阳不足者补之以甘，甘温能除大热，故生用则气平，补脾胃不足，而大泻心火；炙之则气温，补三焦元气，而散表寒，除邪热，去咽痛，缓正气，养阴血。凡心火乘脾，腹中急痛，腹皮急缩者，宜倍用之。其性能缓急，而又协和诸药，使之不争，故热药得之缓其热，寒药得之缓其寒，寒热相杂者，用之得其平。

《汤液本草》：附子理中用甘草，恐其僭上也；调胃承气用甘草，恐其速下也；二药用之非和也，皆缓也。小柴胡有柴胡、黄芩之寒，人参、半夏之温，其中用甘草者，则有调和之意。中不满而用甘为之补，中满者用甘为之泄，此升降浮沉也。凤髓丹之甘，缓肾湿而生元气，亦甘补之意也。《经》云，以甘补之，以甘泻之，以甘缓之……所以能安和草石而解诸毒也。于此可见调和之意。夫五味之用，苦直行而泄，辛横行而散，酸束而收敛，咸止而软坚，甘上行而发。如何《本草》言下气？盖甘之味有升降浮沉，可上可下，可内可外，有和有缓，有补有泄，居中之道尽矣。

《本草衍义补遗》：甘草味甘，大缓诸火。黄中通理厚德，载物之君子也。下焦药少用，恐大缓不能直达。

《本草汇言》：甘草，和中益气，补虚解毒之药也。健脾胃，固中气之虚羸，协阴阳，和不调之营卫。故治劳损内伤，脾虚气弱，元阳不足，肺气衰虚，其甘温平补，效与参、芪并也。又如咽喉肿痛，佐枳、桔、鼠粘，可以清肺开咽；痰涎咳嗽，共苏子、二陈，可以消痰顺气。佐黄芪、防风，能运毒走表，为痘疹气血两虚者，首尾必资之剂。得黄芩、白芍药，止下痢腹痛；得金银花、紫花地丁，消一切疔毒；得川黄连，解胎毒于有生之初；得连翘，散悬痈于垂成之际。凡用纯热纯寒之药，必用甘草以缓其势……寒热相杂之药，必用甘草以和其性……高元鼎云，实满忌甘草固矣，若中虚五阳不布，以致气逆不下，滞而为满，服甘草七剂即通。

《本草通玄》：甘草，甘平之品，合土之德，故独入脾胃……李时珍以为通入十二经者，非也。稼穑作甘，土之正味，故甘草为中宫补剂。《别录》云，下气治满。甄权云,除腹胀满。盖脾得补则善于健运也。若脾土太过者,误服则转加胀满,故曰脾病。人毋多食甘,甘能满中,此为土实者言也。世俗不辨虚实,每见胀满,便禁甘草,何不思之甚耶?

《本草正》:甘草,其味至甘,得中和之性,有调补之功,故毒药得之解其毒,刚药得之和其性,表药得之助其升,下药得之缓其速。助参、芪成气虚之功,人所知也,助熟地疗阴虚之危,谁其晓焉。祛邪热,坚筋骨,健脾胃,长肌肉。随气药入气,随血药入血,无往不可,故称国老。唯中满者勿加,恐其作胀;速下者勿入,恐其缓功,不可不知也。

《药品化义》:甘草,生用凉而泻火,主散表邪,消痈肿,利咽痛,解百药毒,除胃积热,去尿管痛,此甘凉除热之力也。炙用温而补中,主脾虚滑泻,胃虚口渴,寒热咳嗽,气短困倦,劳役虚损,此甘温助脾之功也。但味厚而太甜,补药中不宜多用,恐恋膈不思食也。

《本草备要》:甘草,胡洽治痰癖,十枣汤加甘草;东垣治结核,与海藻同用;丹溪治瘰疬,莲心饮与芫花同行……仲景有甘草汤、甘草芍药汤、甘草茯苓汤、炙甘草汤,以及桂枝、麻黄、葛根、青龙、理中、四逆、调胃、建中、柴胡、白虎等汤,无不重用甘草,赞助成功。即如后人益气、补中、泻火、解毒诸剂,皆倚甘草为君,必须重用,方能建效,此古法也。奈何时师每用甘草不过二三分而止,不知始自何人,相习成风,牢不可破,殊属可笑。附记于此,以正其失。

《本经疏证》:《伤寒论》《金匮要略》两书中,凡为方二百五十,用甘草者,至百二十方。非甘草之主病多,乃诸方必合甘草,始能曲当病情也。凡药之散者,外而不内(如麻黄、桂枝、青龙、柴胡、葛根等汤);攻者,下而不上(如调胃承气、桃仁承气、大黄甘草等汤);温者,燥而不濡(四逆、吴茱萸等汤);清者,冽而不和(白虎、竹叶石膏等汤);杂者,众而不群(诸泻心汤、乌梅圆等);毒者,暴而无制(乌梅汤、大黄䗪虫丸等),若无甘草调剂其间,遂其往而不返,以为行险侥幸之计,不异于破釜沉舟,可胜而不可不胜,讵诚决胜之道耶……金创之为病,既伤,则患其血出不止,既合,则患其肿壅为脓。今曰金创肿,则金创之肿而未脓,且非不合者也。《千金方》治金创多系血出不止,箭镞不出,故所用多雄黄、石灰、草灰等物,不重甘草。唯《金匮要略》王不留行散,王不留行、葫蔖细叶、桑东南根,皆用十分,甘草独用十八分,余皆更少,则其取意,正与《本经》吻合矣。甘草所以宜于金创者,盖暴病则心火急疾赴之,当其未合,则迫血妄行。及其既合,则壅结无所泄,于是自肿而脓,自脓而溃,不异于痈疽,其火势郁结,反有甚于痈疽者。故方中虽已有桑皮之续绝合创,王不留行之贯通血络者,率他药以行经脉、贯营卫,又必君之以甘草之甘缓解毒,泻火和中。浅视之,则曰急者制之以缓,其实泄火之功,为不少矣……甘草之用生、用炙,确有不同……大率除邪气、治金创、解毒,皆宜生用。缓中补虚、止渴,宜炙用,消息意会之可矣。

《本草正义》:甘草大甘,其功止在补土,《本经》所叙皆是也。又甘能缓急,故麻黄之开泄,必得甘草以监之,附子之燥烈,必得甘草以制之,走窜者得之而少敛其锋,攻下者得之而不伤于峻,皆缓之作用也。然若病势已亟,利在猛进直追,如承气急下之剂,则又不可加入甘草,以缚贲育之手足,而驱之战阵,庶乎奏功迅捷,覆杯得效。

中满者忌甘,呕家忌甘,酒家亦忌甘,此诸证之不宜甘草,夫人而知之矣;然外感未清,以及湿热痰饮诸证,皆不能进甘腻,误得甘草,便成满闷,甚且入咽即呕,唯其浊腻太甚故耳……又按甘草治疮疡,王海藏始有此说盖是甘能解毒之意。李氏《纲目》亦曰甘草头主痈肿,至张路玉等诸家,乃言甘草节治痈疽肿毒。然痈疡之发,多由于湿热内炽,即阴寒之证,亦必寒湿凝滞为患,甘草甘腻,实在所忌。若泥古而投之,多致中满不食,则又未见其利,先见其害。

七、桂枝

《用药心法》:桂枝气味俱轻,故能上行发散于表。

王好古:或问本草言桂能止烦出汗,而张仲景治伤寒有"当发汗"凡数处,皆用桂枝汤;又云,无汗不得服桂枝,汗家不得重发汗,若用桂枝是重发其汗,汗多者用桂枝甘草汤,此又用桂枝闭汗也。一药二用,与本草之义相通否乎?曰,本草言桂辛甘大热,能宣导百药,通血脉,止烦出汗,是调其血而汗自出也。仲景云,太阳中风,阴弱者汗自出,卫实营虚故发热汗出。又云,太阳病发热汗出者,此为营弱卫强。阴虚阳必凑之,故皆用桂枝发其汗。此乃调其营气,则卫气自和,风邪无所容,遂自汗而解,非桂枝能开腠理,发出其汗也。汗多用桂枝者,以之调和营卫,则邪从汗出而汗自止,非桂枝能闭汗孔也。昧者不知出汗、闭汗之意,遇伤寒无汗者亦用桂枝,误之甚矣。桂枝汤下发汗字,当认作出字,汗自然发出,非若麻黄能开腠理发出其汗也。其治虚汗,亦当逆察其意可也。

《本草衍义补遗》:仲景救表用桂枝,非表有虚以桂补之;卫有风邪,故病自汗,以桂枝发其邪,卫和则表密,汗自止,非桂枝能收汗而治之。

《本草纲目》:麻黄遍彻皮毛,故专于发汗而寒邪散,肺主皮毛,辛走肺也。桂枝进达营卫,故能解肌而风邪去,脾主营,肺主卫,甘走脾,辛走肺也。

《本草汇言》:桂枝,散风寒,逐表邪,发邪汗,止咳嗽,去肢节间风痛之药也……气味虽不离乎辛热,但体属枝条,仅可发散皮毛肌腠之间,游行臂膝肢节之处。

《本草述》:世医不悟桂枝实表之义,几以此味能补卫而密腠理。若然,何以不用参、芪耶?夫四时之风,因于四时之气,冬月寒风,卫为所拼,不能为营气之故而与之和,故汗出。唯桂枝辛甘能散肌表寒风,又通血脉,故合于白芍,由卫之固以达营,使其相和而肌解汗止也。

《本经逢原》:麻黄外发而祛寒,遍彻皮毛,故专于发汗;桂枝上行而散表,透达营卫,故能解肌……世俗以伤寒无汗不得用桂枝者,非也。桂枝辛甘发散为阳,寒伤营血,亦不可少之药。麻黄汤、葛根汤未尝缺此。但不可用桂枝汤,以中有芍药酸寒,收敛表腠为禁耳。

《长沙药解》:桂枝,入肝家而行血分,走经络而达营郁。善解风邪,最调木气。升清阳之脱陷,降浊阴冲逆,舒筋脉之急挛,利关节之壅阻,入肝胆而散遏抑,极止痛楚,通经络而开痹涩,甚去湿寒,能止奔豚,更安惊悸。

《本经疏证》:凡药须究其体用……桂枝能利关节,温经通脉,此其体也。《素问·阴阳应象大论》曰,味厚则泄,气厚则发热,辛以散结,甘可补虚。故能调和腠理,下气散逆,止痛除烦,此其用也。盖其用之道有六:曰和营,曰通阳,曰利水,曰下气,曰行瘀,曰补中。其功之最大,施之最广,无如桂枝汤,则和营其首功也。

张山雷：桂枝轻用三五分至七八分，重用一钱至钱半，若营血素虚，而卫阳亦微，外有凛寒，则用一二分与白芍合炒，其舌滑无苔者，且必桂、芍同炒，而拣去桂枝不用，仅取其气，不食其味，此虽吴下近时新法，而不可谓其无深意者也。桂枝即肉桂之枝，柔嫩细条，芬芳馥郁，轻扬升散，味辛气温。祛营卫之风寒，主太阳中风而头痛。立中州之阳气，疗脾胃虚馁而腹疼。宜通经络，上达肩臂。温辛胜水，则抑降肾气，下定奔豚，开肾家之痹着，若是阳微溲短，斯为通溺良材。唯在燥咳气升，妄用即教血溢，抑或阴亏液耗，误投必致病加。其效在皮，而仲景书反去其皮，可悟传抄之谬，无皮为木，而晚近来或用其木，毋乃嗜好之偏。

曹颖甫：寒湿凝迈于肌肉，阳气不达于外，仲师因立桂枝汤方，以扶脾阳而达营分之郁。盖孙络满布腠理，寒郁于肌，孙络为之不通，非得阳气以通之，营分中余液必不能蒸化而成汗，桂枝之开发脾阳其本能也。但失此不治，湿邪内窜关节，则病历节；或窜入孙络而为痛，按之不知其处，俗名寒湿流筋。其郁塞牵涉肝脏，二证皆宜桂枝。

八、芍药

《本草图经》：芍药，根亦有赤、白二色。崔豹《古今注》云：芍药有二种，有草芍药、木芍药。木者花大而色深，俗呼为牡丹，非也……古人亦有单服食者。安其生服法云，芍药二种，一者金芍药，二者木芍药。救病用金芍药，色白多脂肉，木芍药色紫瘦，多脉。若取审看，勿令差错。若欲服饵，采得净，刮去皮，以东流水煮百沸出，阴干，停三日，又于木甑内蒸之，上覆以净黄土，一日夜熟出，出阴干。

《本草别说》：谨按《本经》芍药生丘陵川谷，今出所用者多是人家种植。欲其花叶肥大，必加粪壤，每岁八九月取其根分削，因利以为药，遂暴干货卖。今淮南真阳尤多，药家见其肥大，而不知香味绝不佳，故入药不可责其效。今考用宜依《本经》所说，川谷丘陵有生者为胜尔。

《本草衍义》：芍药全用根，其品亦多，须用花红而单叶，山中者为佳。花叶多，即根虚。然其根多赤色，其味涩苦，或有色白粗肥者益好，余如《经》，然血虚寒人禁此一物,古人有言曰,减芍药以避中寒,诚不可忽。

《本草经疏》:理中气。脾虚则中满,实则满自消,治中则心下不痞,泻肝则胁下不痛。善噫者,脾病也,脾健则不噫,肝脾之火上炎,则肺急胀逆喘咳,酸寒收敛,以泻肝补脾,则肺自宁,肺急胀逆喘咳之证自除。凉血补血,则太阳衄衄自愈。脾虚则目涩,得补则涩除。肝家无火,则肝血自足;阳维病苦寒热,及带脉病苦腹痛满、腰溶溶如坐水中,皆血虚阴不足之候也;肝脾和,阴血旺,则前证自瘳矣。

《本晶崇原》:芍药,气味苦平。风木之邪,伤其中土,致脾络不能从经脉而外行,则腹痛;芍药疏通经脉,则邪气在腹而痛者可治也。心主血,肝藏血;芍药禀木气而治肝,禀火气而治心,故除血痹;除血痹则坚积亦破矣。血痹为病,则身发寒热;坚积为病,则或疝或瘕;芍药能调血中之气,故皆治之。止痛者,止疝瘕之痛也。肝主疏泄,故利小便。益气者,益血中之气也。盖病治则益气,而血亦行矣。

《注解伤寒论》:芍药之酸收,敛津液而益荣。

酸,收也,泄也;芍药之酸,收阴气而泄邪气。

李东垣:或言古人以酸涩为收,《本经》何以言利小便?曰:芍药能益阴滋湿而停津液,故小便自行,非因通利也。曰:又言缓中何也?曰:损其肝者缓其中,即调血也,故四物汤用芍药。大抵酸涩者为收敛停湿之剂,故主手足太阴经收敛之体,又能治血海而入于九地之下,后至厥阴经。白者色在西方,故补;赤者色在南方,故泻。

《药品化义》:白芍药微苦,以能补阴,略酸,亦能收敛。因酸走肝,暂用之生肝。肝性欲散恶敛,又取酸以抑肝。故谓白芍能补复能泻,专行血海,女人调经胎产,男子一切肝病,悉宜用之调和血气。其味苦酸性寒,本非脾经药,炒用制去其性,脾气散能收之,胃气热能敛之。主平热呕,止泄泻,除脾虚腹痛,肠胃湿热。以此泻肝之邪,而缓中焦脾气,《难经》所谓损其肝者缓其中。同炙甘草为酸甘相合,成甲乙化土之义,调补脾阴神妙良法,取其色白,属在西方。若久嗽者借此以收肺。又治痢疾腹痛,为肺金之气,郁在大肠,酸以收缓,苦以去垢,故丹溪治痢,每剂用至三四钱,大有功效。若纯下血痢,又非其所宜也。其力不能通行渗泄,然主利水道者取其酸敛能收诸湿而益津液,使血脉顺而小便自行,利水必用益阴也。若痘疮血不归附者,用以敛血归根。

《本草求真》:血之盛者,必赖辛为之散,故川芎号为补肝之气;气之盛者,必赖酸为之收,故白芍号为敛肝之液,收肝之气,而令气不妄行也。至于书载功能益气除烦,敛汗安胎(同桂枝则敛风汗,同黄芪、人参则敛虚汗),补痨退热,及治泻痢后重,痞胀胁痛,肺胀嗳逆,痈肿疝瘕,鼻衄目涩,溺闭,何一不由肝气之过盛,而致阴液之不敛耳?是以书言能补脾、肺者,因其肝气既收,则木不克土,土安则金亦得所养,故脾、肺自尔安和之意。

《药义明辨》:白芍药味酸,气微寒,主收脾之阴气,泄肝之阳邪。方书云,能补血,是究其功之所及,非指其体之所存也。大凡阴能育乎阳而阳郁者,以升阳为主,此味在所忌;若阴不能育乎阳而阳亢者,以收阴为主,此味不可少。丹溪言其酸寒伐生生之气,无乃已甚乎,唯脾气寒而痞满难化者忌之。

《本草正义》:仲圣之法,实即秦、汉以前历圣相传之法。说者每谓酸痛是肝木凌脾,芍能助脾土而克肝木,故为腹痛之主药。要知肝秉刚强之性,非藉阴液以涵濡之,则暴戾恣睢,一发而不可制,当其冲者,厥惟脾胃,先蒙其害,凡心胃痛、腹满痛、胸胁刺痛、支撑胀闷,无一非刚木凌脾之病。宋、元以来,治此者多尚香燥气药,以刚济刚,气行而通则不痛。非不暂图目前之效,然愈燥而阴愈耗,肝愈横,频发加剧,卒至肝脾之阴两竭,而燥药且不可复施。仲圣以芍药治腹痛,一以益脾阴而收摄至阴耗散之气,一以养肝阴而和柔刚木桀骛之威,与行气之药,直折肝家悍气者,截然两途,此泻肝与柔肝之辨。而芍药所以能治腹痛胀满、心胃刺痛、胸胁胀满者,其全体大用,即是此旨,必不可与伐肝之剂,作一例观。

朱丹溪:芍药泻脾火,性味酸寒,冬月必以酒炒。凡腹痛多是血脉凝涩,亦必酒炒用。然止能治血虚腹痛,余并不治。为其酸寒收敛,无温散之功也。

《本草备要》:白芍不唯治血虚,大能行气。古方治腹痛,用白芍四钱,甘草二钱,名芍药甘草汤。盖腹痛因营气不从,逆于肉里,白芍能行营气,甘草能敛逆气。又痛为肝木克脾土,白芍能伐肝故也。

《本草经读》：芍药气平下降，味苦下泄而走血，为攻下之品，非补养之物也。邪气腹痛，小便不利及一切诸痛，皆气滞之病，其主之者，以苦平而泄其气也。血痹者，血闭而不行，甚则为寒热不调；坚积者，积久而坚实，甚则为疝瘕满痛者，皆血滞之病，其主之者，以苦平而行其血也。又云益气者，谓邪气得攻而净，则元气自然受益，非谓芍药能补气也。

张景岳

（白芍药）乃补药中之稍寒者，非若极苦大寒之比，若谓其白色属金，恐伤肝木，寒伐生气，产后非宜，则凡白过芍药，寒过芍药者，又将何如？如仲景黑神散、芍药汤之类，非皆产后要药耶？用者还当详审。若产后血热而阴气散失者，正当用之，不必疑也。（《本草正》）

张山雷：丹溪谓产后不可用芍药，以其酸寒伐生发之气故也。寿颐谓产后二字，所赅者广博而无涯涘。芍是酸寒，虚寒者固不可用，然尚有小建中之成例在。若是实热当下，硝、黄、芩、连且皆不避，又安有独禁芍药一味。而乃曰产后不可用芍，则凡是娩身之后，独忌此一味，其理安在？此必非丹溪之言。而《大明本草》且谓治女人一切病，胎前产后诸疾，则又是不问寒热虚实而概言之，适与丹溪相反。究之有为而言，两者之说，是是非非，各有所当，非可执死法以困活人者也。

《开宝本草》：别本注云，此（芍药）有两种：赤者利小便，下气；白者止痛，散血。

《本草纲目》：白芍药益脾，能于土中泻木。赤芍药散邪，能行血中之滞。《日华子》言赤补气，白治血，欠审矣。

《萃金裘本草述录》：阴虚阳亢者则用白芍，取其收阴和阳以补之；阴实而阳郁者则用赤芍，取其升阴导阳以泻之。

第三节　柴胡桂枝汤的功效与主治

　　柴胡桂枝汤是《伤寒论》中治疗太阳和少阳并病之轻证的方剂,在临床中应用该方治疗一些疑难病症,收到奇效。本方取小柴胡汤、桂枝汤各用半量,合剂而成。以桂枝汤调和营卫,解肌辛散,以治太阳之表;以柴胡汤和解少阳,宣散枢机,以治半表半里。有和解少阳和发散表邪的功效,其主治是伤寒后出现发热微恶寒,支节烦疼,微呕,心下支结,表证未解等症。

第三章　源流与方论

第一节　源　流

柴胡桂枝汤一方,自仲景书中论述而后历代贤哲发其幽微隐覆,而每有妙用发挥,此节即概而论之,以明此方在历代运用之轨迹,归纳其用法,以为当今临证之助。所采诸书所论,若前代已言而后世因袭转述略无新意者,则略之。

一、宋元时期

（一）《太平圣惠方》

《太平圣惠方》为北宋医官王怀隐、陈昭遇等四人奉敕编纂,王应麟《玉海》曾加以著录,称此书之作自太平兴国三年(公元 978 年)始,而至淳化三年(公元 992 年)始得告成,全书共 100 卷,原分 1 670 门,方 16 834 首,为宋代医方之大成。书中关于柴胡桂枝汤有多处记载,下面对其进行论述。

《太平圣惠方·卷第八·辨厥阴病形证》载:"伤寒六日已发汗,及下之其人胸胁满,大肠微结,小肠不利,而不呕,但头汗出,往来寒热而烦,此为未解,宜小柴胡桂枝汤。"

此条文极似《伤寒论》第 147 条:"伤寒五六日,已发汗而复下之,胸胁满,微结,小便不利,渴而不呕,但头汗出,往来寒热,心烦者,此为未解也,柴胡桂枝干姜汤主之。"其言小柴胡桂枝汤,则为仲景书中所未载,至于其方药,《太平圣惠方·卷第八·伤寒三阴三阳应用汤散诸方》载为小柴胡桂枝汤方:柴胡(一两,去苗),桂心(一两),黄芩(一两),人参(一两,去芦头),半夏(一两,汤洗七遍去滑),赤芍药(一两),甘草(半两,炙微赤,锉),上药,捣筛为散,每服四钱,以水一中盏,入生姜半分、枣三枚,煎至五分,去滓,不计时候热服。

观其药物组成确为柴胡桂枝汤,然其药物分量则与《伤寒论》大异,且煎服法亦不同,用煮散之法,为宋人之惯例。至于其载"桂心",或近古貌;而芍药则云"赤芍药",《神农本草经》及《伤寒论》《金匮要略》仅云芍药而不分赤白,至后世则分为赤芍、白芍二药,且多谓白补赤泻,此处或因外邪未尽,当用泻法,故用赤芍药。观此条文近于 147 条,然不用柴胡桂枝干姜汤而以小柴胡桂枝汤治之,由于《太平圣惠方》为汇编诸家方书而成,然其不著出处,至为憾事,以致此条文之出处,遂不可晓。然而观条文中所载之见症,其一为胸胁满,此亦类于 146 条柴胡桂枝汤证之心下支结及 96 条小柴胡汤证之胸胁苦满;另有大肠微结,小肠不利,据《素问·灵兰秘典论》所载大肠者,传导之官,变化出焉。小肠者,受盛之官,化物出焉。则若大肠微结,小肠不利,则水谷糟粕必失于传导通降而致大便不通,失于秘别清浊则可见小便不利;此外该条文云不呕,而 146 条柴胡桂枝汤证云微呕,盖呕非必见,如 101条亦云:伤寒中风,有柴胡证,但见一证便是,不必悉具。其言但头汗出,则或为三焦津液不畅,不能下达郁滞于上,故见但头汗出;往来寒热而烦,则为正邪抟聚交争于半表半里故而往来寒热。故而察其见证,审其病机,选用柴胡桂枝汤亦为相宜。与 147 条相比较,则柴胡桂枝干姜汤证更有渴,或为其二者之鉴别要点。

《太平圣惠方·卷第八·辨厥阴病形证》又有"伤寒六日,发热,微恶寒,支节顺疼,心下支满,外证未去,宜柴胡桂枝汤"。此则与 146 条大体相合,唯"支节顺疼"甚不可解且近于不词,或为顺、烦二字形近而误。

此外《太平圣惠方·卷第九·治伤寒五日候诸方》亦载:"治伤寒五日,发热恶寒,肢节烦疼,微呕吐,心下疼结,外证未解,柴胡桂枝汤方。柴胡(二两,去苗),桂枝(一两),黄芩(一两),人参(一两,去芦头),甘草(一两,炙微赤,锉),半夏(一两,汤洗七遍去滑),赤芍药(一两),赤茯苓(一两),厚朴

（一两，去粗皮，涂生姜汁炙令香熟），上药，捣筛为散，每服四钱，以水一中盏，入生姜半分，枣三枚，煎至六分，去滓，不计时候温服。"此条文则与146条约略相同，其药物分量则与《伤寒论》不同，此外药物组成亦有异，较之仲景方而多赤茯苓、厚朴二药，掘其用意则或为"微呕吐，心下宿结"而设，以厚朴下气故治胃气上逆之呕吐，且以生姜汁入之更增和胃止呕之功；因正邪抟聚与半表半里故心下疼结，若与水饮结聚则其疼益甚，故而加赤茯苓以利水而助消宿。故而若临床见柴胡桂枝汤证而呕吐、心下病结明显者则可师用此法而加厚朴、赤茯苓以治之。

综上所述《太平圣惠方》中关于柴胡桂枝汤之记载与仲景方之差异最著者，则为煎服法，盖宋人尚煮散，亦改古方之煎法而皆煮散用之，药量遂大减；至于其服药则不若《伤寒论》之"煮取三升，去滓。温服一升"，而为"不计时候温服"。关于柴胡桂枝汤之用法之异，约为以下二端：其一，仲景之柴胡桂枝汤其名小柴胡桂枝汤，用治伤寒六日已发汗，及下之其人胸胁满，大肠微结，小肠不利，而不呕，但头汗出，往来寒热而烦，可供临证参考；其二，其柴胡桂枝汤在仲景柴胡桂枝汤基础上更加厚朴、赤茯苓，窃谓若见柴胡桂枝汤证而呕吐、心下支结更甚者可据证选用。

（二）《圣济总录》

《圣济总录》为宋徽宗赵佶所敕令编纂，成书于政和年间（公元1111—1117年），宋徽宗于《政和圣济总录序》中言曰："亦诏天下以方术来上，并御府所藏，颁之为补遗一卷，治法一卷，卷凡二百，方几二万。"是以本书为当时方书之大成，卷帙浩繁，内容广博。

《圣济总录·卷第二十三·伤寒谵语》载："治伤寒发汗多，亡阳谵语者，不可下，与柴胡桂枝汤，和其营卫，以通津液，后自愈。方：柴胡（去苗，四两），桂枝（去粗皮），黄芩（去黑心），芍药、人参（各一两半），半夏（汤洗七遍，焙）、甘草（炙）各一两。上七味，锉如麻豆，每服五钱匕，水一盏半，入生姜半分拍碎，大枣两枚劈破，同煎至七分，去滓温服，日三。"此段本出于《伤寒论·辨发汗后病脉证并治第十七》："发汗多，亡阳谵语者，不可下，与柴胡桂枝汤，和其荣卫，以通津液，后自愈。"然《圣济总录》将其列"伤寒谵语"篇，可知独重此方以治疗谵语之证，此亦可为当今临床所参考选用。且此处及下段材料中药物皆载为"桂"亦正合古貌。此外关于药量,《伤寒论》为"大枣(六枚,擘)生姜(一两半,切)"而半夏《伤寒论》为二合半,而此处为一两,其余药物用量则与《伤寒论》同。按如今临证施用经方,因本原刻量一两与当前克数之换算不明,是故医界多主张用其比例而不拘泥其量,然而因合为容量单位,遂难以计算药物间用量之比例,而此处用半夏一两、下段材料中用一两一分,则可以参考,此为其意义所在。

《圣济总录·卷第三十四·寒热往来疟》亦载:"治疟发寒热。柴胡桂枝汤方:柴胡(去苗,四两),桂枝(去粗皮),黄芩(去黑心),芍药、人参(各一两半),甘草(炙,一两),半夏(汤洗七遍,焙,一两一分)。上七味,粗捣筛,每服六钱匕,水二盏,入生姜一枣大拍碎,枣两枚劈破,煎至一盏,去滓温服。"此处云"生姜一枣大"实不可解,或为讹误,且《太平圣惠方》及《圣济总录·卷第二十三·伤寒谵语》昏载此方为生姜半分,当从之。此处用柴胡桂枝汤以治疗寒热往来疟,且其篇首有引文:"论曰阴阳相胜而寒热互作者,以邪气相并也,故气并于阴,则为寒;气并于阳,则为热。"此以解释疟病寒热往来之病机,然独出心裁选用柴胡桂枝汤以治之则为仲景书中所无,且方证相合无不得宜,实为"思求经旨,以演其所知"化用经方以广其用,善莫大焉。寒热往来疟之病机为阴阳交争相持,若阳偏胜则热,阴偏胜遂寒,正同于少阳病正邪阴阳抟聚于半表半里之往来寒热,故而投以柴胡桂枝汤,用小柴胡汤以和解半表半里之邪兼桂枝汤以解外,确为妙用,此亦开后世诸家以柴胡桂枝汤治疾之先河。

（三）《仁斋直指方论》

《仁斋直指方论》为杨士瀛撰于南宋理宗景定五年(公元 1264 年),本书切合临床且示人以规矩,如其自序中所谓:"明白易晓之谓直,发踪以示之谓指。"本书卷之十八"肾气证治"一节载:柴胡桂枝汤,治肾气冷热不调证。柴胡(一两三钱),人参、桂枝、白芍药、生姜(各半两),半夏(制,四钱),黄芩、甘草(炙,各三钱)。上锉散,每服四钱,枣一枚,水大盏,煎七分,温服。

杨仁斋所言"肾气冷热不调证"不甚易解,当从其自身著作中探讨其含义。按杨氏论肾气曰"肾主纳气,人之气海系焉。肾虚而为风寒所乘,为暑湿所袭,为喜怒忧恐所伤,而水结不散,又与气搏,是以群邪聚于其中,曰疝、曰奔豚、曰小肠气、曰膀胱气,皆是物也",由是可知其所谓肾气之病机为肾虚而兼外邪内侵,与正气相搏聚于体内。又云"其于阴间,则卵有小大,伸缩而上下不常;囊有肿胀急痛而发歇无定。挟冷触怒则块物逼上囊根或攻腹胁。时和心平,则块物自循营系,归入囊中,凡此昏谓之肾气。"则知肾气之见症多为少腹、阴囊之不适。然至于肾气冷热不调证,则其有云:"冷热不调者,小腹外肾,乍冷乍热,大便小便或秘或利,用药温凉,当随证而权度之。"故而可知肾气冷热不调证临床多表现为小腹及阴囊乍冷乍热,二便或秘或利。至若其病机则大抵为寒热阴阳挶聚交争营卫不和,故而乍冷乍热;三焦津液运行不畅,故而二便或秘或利,是以选用柴胡桂枝汤调和营卫阴阳并通行津液,正契合病机,拓宽经方之运用。

（四）《类证活人书》

《类证活人书》为北宋朱肱所撰,本书之作始于元祐四年（公元 1089 年）而成于大观二年（公元 1108 年）,共廿二卷。

1. 以柴胡桂枝汤疗桂枝汤证之轻者

《类证活人书·卷第一》载:"问伤寒一二日,发热恶寒,头项痛,腰脊强,尺寸脉俱浮。此足太阳膀胱经受病也。太阳病头疼发热,汗出恶风,宜桂枝汤。轻者只与柴胡桂枝汤。太阳病头痛发热无汗恶寒,宜麻黄汤,轻者只与桂枝麻黄各半汤。"故而可知朱肱以柴胡桂枝汤来治疗太阳病桂枝汤之轻证,症见头疼发热,汗出恶风,此本属桂枝汤,然而若证情轻浅则只与柴胡桂枝汤即可。因柴胡桂枝汤药量轻,只取桂枝汤之半剂另合以小柴胡汤中柴胡、黄芩、半夏、人参之半量而成,故可治疗太阳病桂枝汤之轻证,并兼可防止病邪传入少阳。又如《类证活人书·卷第三》:"冬不可汗者,以阳气伏藏,不可妄扰,不问伤寒中风,以轻药解利之。伤寒无汗者,只与桂枝麻黄各半汤;伤风有汗,只与柴胡桂枝汤。或得少汗而解,或无汗自解。"此又以柴胡桂枝汤与桂枝麻黄各半汤相对比,用于冬日伤寒,因阳气内伏不可妄扰,故用此二者之轻以解之,此皆为太阳病,然以汗出与否为辨。此外又有《类证活人书·卷第六》云:"伤风之候,头疼发热,脉缓,汗出恶风,当须解肌,宜桂枝汤主之;轻者只与柴胡桂枝汤、败毒散、独活散,可选用之。"亦用柴胡桂枝汤治疗桂枝汤之轻证。

2. 以柴胡桂枝汤疗心下支结

《类证活人书·卷第十》仲景云:当先解表,表解乃可攻痞。解表宜桂枝汤,攻痞宜大黄黄连泻心汤。此句下有双行夹注曰:"外证未解,心下妨闷者,非痞也,谓之支结,柴胡桂枝汤主之。"可知其以柴胡桂枝汤来治疗心下妨闷而兼有外证未解之证,而此心下妨闷又不同于痞证,或因其满闷之程度稍轻而未至于痞证。此处所云"心下妨闷"即同于146条之"心下支结",为正邪交争抟聚于少阳半表半里所致,故而用柴胡桂枝汤既解外邪,又可疏利少阳枢机。

3. 以柴胡桂枝汤疗发热微恶寒

《类证活人书·卷第八·问发热》载:"发热而恶寒者,属太阳也。"王作肃双行夹注曰:"若发热微恶寒者,柴胡桂枝汤。"此外《类证活人书·卷第九·问恶寒》亦曰:"若发热微恶寒者,属柴胡桂枝汤也。"此当为秉承146条"伤寒六七日,发热微恶寒"之旨而用之。

综上所述,《类证活人书》中运用柴胡桂枝汤主要有两方面:一为用柴胡桂枝汤来治疗太阳病桂枝汤证之轻者;二为以柴胡桂枝汤来治疗外证未解而兼心下妨闷,此为支结而不同于痞证故而不可选用治痞诸方,而当以柴胡桂枝汤治之。

(五)《伤寒补亡论》

《伤寒补亡论》为宋代郭雍所撰,因其鉴于仲景书有残缺,故而取孙思邈《千金方》、朱肱《南阳活人书》、庞安时《伤寒总病论》、常器之《补治论》诸家之说,择其合于仲景论者补之,故曰"补亡",此书关于柴胡桂枝汤多有妙用,深悟经旨且推演用之,精绝之处令人击节。

1. 以柴胡桂枝汤疗火逆证

《伤寒补亡论·卷第四》于《伤寒论》第6条下载:"常器之《补治论》曰:转下火熏,皆为逆也,可白虎加人参汤、桂枝柴胡各半汤、桂枝去芍药加蜀漆龙骨牡蛎救逆汤。雍曰:救逆汤,治被火熏则无疑,桂枝柴胡各半汤,即柴胡桂枝汤也。然有三证,汗多亡阳,外证未去,虽谵语。亦不可下,当和营卫,通津液,用柴胡桂枝汤,此未被下时可用也。若已发汗,又复下之,小便不利,渴而不呕,此为未解,宜柴胡桂枝干姜汤,此被下后,小便不利而渴者,可用也。若伤寒八九日,下之,胸满烦惊,小便不利,用柴胡加龙骨牡蛎汤,此被下后,小便不利,有烦惊证者,可用也。唯白虎加人参汤,治大渴饮水,口干舌燥,无表证者,可服;脉浮,表未解者,不可服。今温病、风温,表未解者,皆脉浮,则不可服明矣。白虎加人参,本治里热,太阳发热而渴,非里热,不可服,故今去之。"故而可知常器之《补治论》以桂枝柴胡各半汤即柴胡桂枝汤来治疗伤寒而经误下、火逆之变证。而郭雍更阐发其义,认为柴胡桂枝汤适用于汗多亡阳,虽谵语而有外证未去,若未经误下,则可用此方以和营卫、通津液。然而若被下者,则可据证选用柴胡桂枝干姜汤或柴胡加龙骨牡蛎汤。

《伤寒补亡论·卷第五》载:"又曰:微数之脉,慎不可灸,因火为邪,则为烦逆。追虚逐实,血散脉中,火气虽微,内攻有力,焦骨伤筋,血难复也。常氏云:可依前救逆汤,欲其有汗,宜柴胡桂枝汤。"此外《伤寒补亡论·卷第十二·病不可灸七条》亦有此段内容,按该条文为《伤寒论》第116条,论述误用灸法之火逆证,然而仲景未详其证治,仅云"脉浮,宜以汗解",而常器之则补充其治法,选用桂枝去芍药加蜀漆牡蛎龙骨救逆汤,按此证类似于112条"伤寒脉浮,医以火迫劫之,亡阳,必惊狂,卧起不安者,桂枝去芍药加蜀漆龙骨牡蛎救逆汤主之。"故亦选用此方治之。然而,若欲其有汗,则用柴胡桂枝汤,盖因柴胡桂枝汤调和营卫可解未尽之表邪,且能通达三焦以复津液之通行,故而可治伤寒误用灸法而致津液受损、胃气不和之逆证。

2. 以柴胡桂枝汤疗伤寒轻证

《伤寒补亡论·卷第八·可发汗五十八条》载:"又曰:伤寒,其脉不弦紧而弱,弱者必渴,被火者必谵语。弱者发热脉浮,解之,当汗出愈。常氏云:可柴胡桂枝汤;渴者,五苓散;被火谵语者,龙骨牡蛎救逆汤。"按此为《伤寒论》第113条,常器之补其方药证治,然列有三方,观其文,调其语序则当为:伤寒,其脉不弦紧而弱,①弱者发热脉浮,解之,当汗出愈,可柴胡桂枝汤;②弱者必渴,渴者,五苓散;③被火者必谵语,被火谵语者,龙骨牡蛎救逆汤。故可知此处用柴胡桂枝汤所治者,为"伤寒,其脉不弦紧而弱",观其脉象不弦紧,则为风寒邪气不甚之征,且发热脉浮可知表邪虽不甚而未解;另外其脉象曰弱,则为津液不足之态,故而与柴胡桂枝汤和解表邪之轻证,并兼以调和营卫津液。

3. 以柴胡桂枝汤疗盗汗

《伤寒补亡论·卷第六·阳明经证治八十七条》载:"阳明病,脉浮而紧者,必潮热,发作有时;但浮者,必盗汗出。常氏云:可与柴胡桂枝汤。"此为《伤寒论》第 201 条,此所谓阳明病,盖为外邪自太阳传变而至阳明,非尽为阳明病也;由其潮热、发作有时则可知阳明热象已识,然而此时脉象当洪大,其所以为浮紧者,乃为里热内盛,因火性炎上故而气血涌盛于表,然而由于风寒外束,故而气血欲外达而不得反受其掣引,是故脉不得为洪大而反见浮紧之象。然而若脉但浮,则示里热虽盛然其热未至于上文所述脉浮紧之甚,故而无潮热、发作有时。而反见盗汗出者,则为太阳、阳明合病,表邪未解且内有郁热,因卫气昼行于阳夜行于阴,行于阳则寤行于阴则寐,故而人寐则卫气自阳而入阴,因内有郁热故而卫气与之交争,且又有外邪不解腠理疏松,故而迫津外泄,遂发为盗汗,此与后世所论之阴虚盗汗迥异。常器之以柴胡桂枝汤治之,实独具慧眼,盖此证为太阳、阳明合病,外邪未解而兼内有郁热,是以当从少阳论治,转运枢机而使渐趋阳明之邪复从太阳而出,以小柴胡汤和解少阳枢机,合以桂枝汤外散未解之表邪,是为正治。窃意若阳明里热盛者,可合用栀子豉汤,内清阳明之热且可助邪外达;若热邪更甚,则可据证合以白虎汤,遂为三阳同治。此以柴胡桂枝汤治疗太阳、阳明合病之盗汗,可为临证所借鉴,故知盗汗非仅有阴虚内热之一端,而当辨其表邪之有无而随证治之。

《伤寒补亡论·卷第六·少阳经证治十一条》:"三阳合病,脉浮大,上关上,但欲眠睡,目合则汗。常氏云:可柴胡桂枝汤。庞氏云:不言弦者,隐于长大也。"此外《伤寒补亡论·卷第十三·三阳合病十五条》亦载有相似内容:"三阳合病,脉浮大,上关上,但欲眠睡,目合则汗。庞氏曰:不言弦者,隐于长大也。常氏云:可桂枝柴胡各半汤。雍曰:即柴胡桂枝汤也。"按此为《伤寒论》第 268 条,其言脉浮大则为有热之征象,三阳合病则为太阳表邪不解又兼少阳、阳明有热;关上为少阳所主,"脉浮大,上关上"为邪在少阳明显,因少阳为表里之枢机,故而三阳合病少阳为甚。因脉浮大,为内热较甚,《素问·阴阳应象大论》曰"壮火食气",故而内热识盛反致气虚,遂见"但欲眠睡";人寐则卫气行于里,因表邪不解腠理开,卫气行于里则表疏,卫气入里与邪热相争,故而迫津外泄,发为盗汗,此亦与201条相类,故而同用柴胡桂枝汤以治之。关于盗汗,李中梓《伤寒括要》论曰:"睡而汗出,觉即汗止,故名盗汗。睡则胃气行里,而表中阳气不致,故津液泄也,觉即气行于表而止矣。杂病盗汗,主于阴虚,伤寒盗汗,邪在半表半里也。"其言甚为中肯,伤寒盗汗确多为三阳合病邪伏半表半里,然李氏以小柴胡汤治之,窃以为未若柴胡桂枝汤更为合宜,既可和解枢机有能因邪外达,若阳明里热更甚则可据证合用栀子豉汤或白虎汤。

4. 以柴胡桂枝汤疗二阳并病续自微汗

《伤寒补亡论·卷第九·汗后四十条》载:"仲景曰:二阳并病,太阳初得病时,发其汗,汗先出不彻,因转属阳明,续自微汗出,不恶寒。若太阳病症不罢者,不可下,下之为逆,如此可小发汗;设面色缘缘正赤者,阳气怫郁在表,当解之熏之;若发汗不彻,不足言,阳气怫郁不得越,当汗不汗,其人烦躁,不知痛处,乍在腹中,乍在四肢,按之不可得,其人短气,但坐以汗出不彻故也,更发汗则愈。何以知汗出不彻,以脉涩,故知之。常氏云:可柴胡桂枝汤。庞氏云:用麻黄汤。"按此条为《伤寒论》第48条,此条亦论太阳、阳明并病之证,其主症为自汗,即"续自微汗出,不恶寒",此为太阳表邪不解而渐入阳明,邪侵肌表腠理开泄,且兼阳明内热迫津外行遂见续自微汗出,表邪已微故而恶寒不显,仲景论其证治曰"如此可小发汗",则由是反观常器之以柴胡桂枝汤治疗此证,亦为小汗和法,正契合经旨,是为得之。至若庞安时主以麻黄汤治之,则不甚得宜,因病邪已渐至阳明表邪已微,以麻黄汤大发汗则更伤津化热,故不当用。

5. 以柴胡桂枝汤疗津液不和

《伤寒补亡论·卷第十一·发汗吐下后七十三条》载:"脉浮数者,法当汗出而愈,若下之,身重心悸者,不可发汗,当自汗出而解,所以然者,尺中脉微,此里虚,须表里实,津液自和,即自汗出愈。常氏云:疑缺。雍曰:宜柴胡桂枝汤。"按此为《伤寒论》第 49 条，其"脉浮数"，由脉浮可知表邪未解，此处之数脉即为正邪交争祛邪外出之象，《伤寒论》中时或言"脉促"亦同此义，如34 条"脉促者，表未解也"。故而此证脉浮数，当发汗解表，然而若误用下法，则伤津液，因津液伤肢体失于濡养故而身重，《素问·太阴阳明论》有云："帝曰，脾病而四肢不用何也？岐伯曰：四肢皆禀气于胃，而不得至经，必因于脾，乃得禀也。今脾病不能为胃行其津液，四肢不得禀水谷气，气日以衰，脉道不利，筋骨肌肉，皆无气以生，故不用焉。"此论脾病不得输布津液而致四肢不用，然而 49 条所论则为脾虽不病可正常输布，然而津液已伤，故而肢体亦不得禀水谷之气，遂而身重；津液伤，心脉失于濡养故而心悸，此条以类似于 107 条"伤寒八九日，下之，胸满烦惊，小便不利，谵语，一身尽重，不可转侧"，同为下之后而致烦惊、一身尽重，故而当从津液论治。49 条因误下津液已伤，故而不可汗，以防更伤津液，故而当用和法，使其"津液自和，即自汗愈"。此处常器之选用柴胡桂枝汤正为调和津液论治，小柴胡汤调和三焦气机以恢复津液之正常输布，桂枝汤调和中焦，盖津液皆生于中焦脾胃，中焦功能正常则津液自可恢复其化生。故而以柴胡桂枝汤以助其恢复津液自和，此为调和津液之法，与《伤寒论·辨发汗后病脉证并治第十七》："发汗多，亡阳谵语者，不可下，与柴胡桂枝汤，和其荣卫，以通津液，后自愈。"治法相似。

6. 以柴胡桂枝汤疗营卫不和

《伤寒补亡论·卷第十二·病不可火十一条》载："阳脉浮，阴脉弱，则血虚，虚则筋急。其脉沉者，营气微也；其脉浮而汗出如流珠者，卫气衰也。营气微者，加烧针则血流不行，更发热而烦躁也。雍曰：和营卫，宜柴胡桂枝汤。"因烧针烦躁者，宜桂枝甘草龙骨牡蛎汤也广按此条出自《伤寒论·辨脉法第一》，"虚则筋急"一语，《伤寒论》作："血虚则筋急也。"其症见"阳脉浮，阴脉弱""汗出如流珠者"，并且由"虚则筋急"可知当有筋脉拘急之症，掘其病机则当为营卫不和，且营阴虚损为甚。由其"阴脉弱""脉沉""筋急"故知营阴不足；因表邪不解，营卫不和故"其脉浮而汗出如流珠"。论其证治，郭雍以为宜柴胡桂枝汤。

然而，窃以为或可投以瓜蒌桂枝汤更为合宜。瓜蒌桂枝汤一方出自《金匮要略·痉湿暍病脉证第二》："太阳病，其证备，身体强，几几然，脉反沉迟，此为痉,瓜蒌桂枝汤主之。瓜蒌桂枝汤方:瓜蒌根二两,桂枝三两,芍药三两,甘草二两,生姜三两,大枣十二枚。"此为柔痉之证,为太阳病而兼脉沉迟、身体强紧拘急,选用桂枝汤更加瓜蒌根,即为瓜蒌桂枝汤,调和营卫更滋益营阴。由其脉沉迟可知营阴虚损,脉形不充,筋脉失于濡润故而拘急不适,治疗故加瓜蒌根二两以益营舒筋,解其拘急。至若此条"阳脉浮,阴脉弱,则血虚,虚则筋急。其脉沉者,营气微也;其脉浮而汗出如流珠者,卫气衰也。"亦可施用瓜蒌桂枝汤,既调和营卫治其汗出如流珠,又可滋养营阴以解其筋急,较之柴胡桂枝汤更契其病机。

7. 以柴胡桂枝汤疗心下病兼表邪不解

《伤寒补亡论·卷第十三·心下痞二十五条》载:"太阳病,寸缓、关浮、尺弱,其人发热汗出,复恶寒,不呕吐,但心下痞者,此以医下之也。常氏云:可生姜、半夏二泻心汤。雍曰:此证汗出,发热恶寒,表证不罢,宜先服柴胡桂枝汤,次服枳实理中丸。"按此为《伤寒论》第244条,亦见于《伤寒论·辨发汗吐下后病脉证并治第二十二》。该证为太阳病不解误用下法而致心下痞,由其发热汗出复恶寒,且脉象关脉浮,可知表邪不解,由于误下之故,邪渐趋里,故而用柴胡桂枝汤解其未尽之太阳表邪,并可防止内传少阳,兼可和解枢机治疗由于邪结少阳而致之胸胁满闷不适,待表邪已解,复以他药治疗心下痞。

8. 以柴胡桂枝汤疗伤寒瘥后发热

《伤寒补亡论·卷第十五·伤寒劳复三十二条》载:"伤寒差已后,更发热,小柴胡汤主之。脉浮者,以汗解之;脉沉实,实作紧,以下解之。常氏云:汗宜柴胡桂枝汤,下宜调胃承气汤。"按此为《伤寒论》第394条,其证为伤寒已差,未经过劳误食而发热又作,此或为邪气未尽而残留于半表半里之间,故而以小柴胡汤和解之。然而若兼有脉浮,则知亦有太阳表邪,或为余邪未尽或为新感,其治应以柴胡桂枝汤主之,太少两解。

关于此证之治,万密斋《伤寒摘锦》论曰:"脉浮者,热在表,小柴胡加桂枝汤;脉沉者,热在里,小柴胡加芒硝汤。"亦可参考。

二、明清时期

（一）《普济方》

《普济方》为明初周定王朱橚及教授滕硕、长史刘醇等于永乐四年（公元1406 年）编纂,本书原作 168 卷,《四库全书》本将其改编为 426 卷,据四库提要所载,此书凡 1 960 论、2 175 类、778 法、61 739 方、239 图,可谓集方书之大全者。本书关于柴胡桂枝汤亦多有记载。

1. 以柴胡桂枝汤疗风温误治而致谵语

《普济方·卷一百二十一·伤寒门·伤寒总论》载:"风温尺寸俱浮紧,伤于风因而伤热,风与热搏即发风温。唯其有风,则四肢缓纵而不收也,其证身热自汗、头疼喘息、发渴昏睡或体重不仁。谨勿发汗,汗则谵语躁扰,目乱无睛。张氏又云:寸脉浮滑,尺脉涩弱,亦不可下,下之则失溲直视。若被火则发黄,痴状如惊痫,皆变逆之证耳,病在少阴、厥阴二经。用葳蕤汤、人参败毒散;身灼热,知母干葛汤,甚者瓜蒌根汤;脉浮身重汗出,汉防己汤;谵语用防己黄芪汤救之,庞氏用葛根龙胆汤,《证治论》用小柴胡汤,未醒者柴胡桂枝汤,取微汗。"此条论述风温之证而误用汗法,遂致谵语躁扰,引《证治论》以柴胡桂枝汤治疗其谵语未醒者。按《证治论》为何书今不详,其以柴胡桂枝汤治疗谵语则颇有见地。盖风温为病外有风热之邪侵袭故而症见身热自汗、头疼喘息、发渴昏睡、体重不仁等。因本有风热,故而津液输布不畅,若误用汗法,则津液更伤,胃气不和邪热上扰心神,遂发谵语。因其未有燥屎内结,故而不宜用承气汤类下法,宜从调和津液论治,选用柴胡桂枝汤,此亦本于《伤寒论·辨发汗后病脉证并治第十七》:"发汗多,亡阳谵语者,不可下,与柴胡桂枝汤,和其荣卫,以通津液,后自愈。"

2. 以柴胡桂枝汤疗动气

《普济方·卷一百二十二·伤寒门·动气》载:"动气通用理中汤去术加桂,盖桂利小便,泄奔豚故也,奔豚一名肾气,白术燥肾闭气,是以去之。汗吐下后,心下逆满,气上冲胸,起即头弦,其脉沉紧,误汗之则动经,故其身振振摇动,茯苓桂甘白术汤主之。此方用白术者,盖以误汗动经,故以白术闭其汗也。奔豚动气,脉沉弱,肢体冷,可与养正丹。动气,《证治论》用柴胡桂枝汤。"此处以理中汤去术加桂治动气,盖本于《外台秘要》:"仲景论霍乱脐上筑者,肾气动也,先疗气,理中汤去术加桂,凡方加术者,以内虚也,加桂者,恐作奔豚也。"此外又有《普济方·卷一百二十九·伤寒门·辨不可发汗病脉证并治》载:"衄血下血,虽脉浮紧、无汗,然衄欲愈。下者亦欲愈,不愈,用桂枝汤,不可发汗,腹中左右上下动气筑触,不可汗不止,筋惕肉瞤,为逆,先服防风白术牡蛎汤,则头眩汗下,《证治论》用柴胡桂枝汤。"此皆引《证治论》以柴胡桂枝汤治疗动气。按《伤寒论·辨不可发汗病脉证并治第十五》载:"动气在右,不可发汗,发汗则衄而渴,心苦烦,饮即吐水。动气在左,不可发汗,发汗则头眩,汗不止,筋惕肉瞤。动气在上,不可发汗,发汗则气上冲,正在心端。动气在下,不可发汗,发汗则无汗,心中大烦,骨节苦疼,目运恶寒,食则反吐,谷不得前。"又有《伤寒论·辨不可下病脉证并治第二十》载:"动气在右,不可下。下之则津液内竭,咽燥鼻干,头眩心悸也。动气在左,不可下,下之则腹内拘急,食不下,动气更剧。虽有身热,卧则欲蜷。动气在上,不可下,下之则掌握热烦,身上浮冷,热汗自泄,欲得水自灌。动气在下,不可下,下之则腹胀满,卒起头眩,食则下清谷,心下痞也。"这些条文或许与《难经·十六难》有关,至于动气一词,成无己《注解伤寒论》释曰:"动气者,筑筑然气动也。"此外《伤寒明理论》曰:"动气者,为筑筑然动于腹中者是矣,脏气不洽,随脏所主,发泄于膝之四傍,动跳筑筑然,谓之动气。"可知动气之临床表现主要为在腹中筑筑然跳动,其病机则为脏气不调,《证治论》选用柴胡桂枝汤治之。关于动气之证治《伤寒明理论》曰:"动气应脏,是皆真气虚,虽有表里攻发之证,即不可汗下。"故而脏气不调,不可汗下当用和法,遂用柴胡桂枝汤以调和脏气,其中小柴胡汤可调畅三焦气机,合以桂枝汤兼可调和营卫阴阳,故而若脏气复其调和则动气之证可愈。且动气主症为腹中脐旁跳动,而柴胡桂枝汤之主要病位之一亦为腹中,故而可用柴胡桂枝汤治疗动气。

3. 以柴胡桂枝汤疗头汗

《普济方·卷一百二十二·伤寒门·头汗》载:"半在表半在里,及余证并小柴胡汤,寒热往来,微恶寒为表,胁下满,大便坚为里,汗下后,胸满微结,寒热心烦呕渴,为表未解,柴胡桂枝干姜汤,或柴胡桂枝汤。"头为诸阳之会,邪搏诸阳,津液上凑,乃为头汗,是以三阴无头汗。盖头汗之证多属少阳或阳明,其病机盖为汗出怫郁不畅或津液不足汗出乏源两端,若汗出通畅则不为头汗,如 236 条所论"发热汗出者,此为热越"故而此当为遍身汗出。若热而兼湿,热遂为湿所郁,故而郁热在里,身必发黄,此即茵陈蒿汤之证;若热邪与水互结而头汗出则为大陷胸汤之证;热郁于里,心中懊恼,但头汗出即为栀子豉汤之证,以上皆为阳明病之头汗。至若少阳病之头汗,盖因邪伏半表半里而无出路所致,若邪在表则可汗而出之,邪在里则可吐、可下以驱邪外出,然而若邪居半表半里无有出路,故而熏蒸于上遂发为头汗,如 148 条所言:"伤寒五六日,头汗出,微恶寒,手足冷,心下满,口不欲食,大便硬,脉细者,此为阳微结,必有表,复有里也,脉沉亦在里也。"此即为半表半里之头汗,其治不可汗不可下,故而只宜和法。《普济方》以柴胡桂枝干姜汤或柴胡桂枝汤来治疗头汗,即从和法论治,可据证选用此二方。

4. 以柴胡桂枝汤疗桂枝汤证之轻者

《普济方·卷一百二十六·伤寒门·平脉法第二》载:"盖伤风之候,头疼发热,脉缓,汗出恶风,当须解肌,宜桂枝汤主之。轻者,只与柴胡桂枝汤。"此外《普济方·卷一百三十·伤寒门·伤寒一日候》亦有:"太阳病,头痛发热,汗出恶风,宜桂枝汤;轻者,只宜柴胡桂枝汤。太阳病,头痛发热,无汗恶风,宜麻黄汤;轻者,只宜桂枝麻黄各半汤。"亦皆以柴胡桂枝汤来治疗桂枝汤证之轻者,此用法源于朱肱《类证活人书》,可参看前文所述。

5. 以柴胡桂枝汤疗心下支结

《普济方·卷一百三十九·伤寒门·伤寒心腹痞满附论》载:"凡痞,服泻心汤不愈,然后可与陷胸丸下之,不可用陷胸汤,盖太猛,只用陷胸丸,大抵结胸与痞皆应。不然,表未解者,不可攻也,仲景云:当先解表,表解乃可攻痞。解表,宜桂枝汤;攻痞,宜大黄黄连黄芩汤。外证未解,心下妨闷者,非痞也。谓之支结,柴胡桂枝汤主之。胸胁满,微结,小柴胡加干姜牡蛎汤主之。若太阳证未除,而数下之,遂协热而利,反不止,心下痞硬,表里不解者,桂枝人参汤主之。"按此段论述当引自朱肱《类证活人书·卷第十》然"大抵结胸与痞皆应下,然表未解者,不可攻也"一语,可知《普济方》引文以"下"字说为"不",遂致文意错误,且《普济方》所引亦将朱肱之正文与王作肃注文混同不辨,为免粗疏。关于此处医理之分析,可参看前文《类证活人书》一节中之相关论述。

(二)《古今医统大全》

《古今医统大全》一百卷,明代太医院官祁门徐春甫辑于嘉靖三十五年(公元 1556 年),历约十年始成,全书内容浩繁,征引前代医书及经史子集约三百九十余部。

1. 以柴胡桂枝汤疗风温

《古今医统大全·卷之十四·伤寒药方诸方目》载:"柴胡桂枝汤治风温汗后身热,心下烦热,妨闷动气。柴胡二钱,桂枝一钱,甘草七分,人参一钱,半夏、芍药(各无药量),黄芩一钱,生姜五片。水二盏,枣二枚,煎一杯温服。"按此处亦柴胡桂枝汤治疗风温汗后之证,与《普济方·卷一百二十一·伤寒门·伤寒总论》所载有类似之处,其主症为"谵语躁扰,目乱无睛""未酸"则与此不同。按此处之"治风温汗后身热,心下烦热,妨闷动气",窃意其句读当为"治风温汗后身热,心下烦热妨闷,动气"。"汗后身热,心下烦热妨闷"则类于《类证活人书·卷第十》所载之:"外证未解,心下妨闷者,非痞也,谓之支结,柴胡桂枝汤主之。"而"动气"之证治,则当源于《普济方·卷一百二十二·伤寒门·动气》,可参看前文论述。由"汗后身热",则可知表邪未尽,"心下烦热,妨闷动气"则为邪热居于半表半里之征象,且亦有动气,为脏气不调,故而可用柴胡桂枝汤解除未尽之外邪,并可调和三焦枢机治疗心下不适,因其调和阴阳气机故可治疗动气。可知《古今医统大全》为化裁前人关于柴胡桂枝汤之论治而用之,且亦自有新意。此外该处所载之柴胡桂枝汤药量则与仲景大异,或为当时明代所常用之量,与当今临床接近,可供参考。然其"半夏芍药"未载用量,此所参看者为人民卫生出版社排印本,因未见万历初年陈长卿刻本,不得其详,存疑待考。

2. 以柴胡桂枝汤疗自汗

《古今医统大全·卷之五十一·自汗门》载:"柴胡桂枝汤,治发热自汗,或寒热自汗。柴胡一钱，桂枝、人参各五分，甘草炙二分，芍药八分，半夏、生姜各六分，黄芩五分，上水盏半，枣二枚，煎七分，食前温服。"此所论"发热自汗"则类于《伤寒论》条"病人脏无他病，时发热，自汗出而不愈者，此卫气不和也。先其时发汗则愈，宜桂枝汤"。故知发热自汗，为营卫不和，可治以桂枝汤；至若"寒热自汗"则或为自汗出而兼寒热往来之症，故而可以小柴胡汤和解少阳枢机以解寒热之邪，以桂枝汤调和营卫以治发热自汗，选用柴胡桂枝汤正为相宜。

（三）《伤寒六书》

《伤寒六书》六卷，陶节庵撰，成书于明正统十年（公元1445年），全书广论伤寒之脉、证、方、药，分为《伤寒琐言》《伤寒家秘的本》《伤寒杀车槌法》《伤寒一提金》《伤寒证脉药截江网》《伤寒明理续论》六种。

1. 以柴胡桂枝汤疗心下支结

《伤寒六书》载："表未解，心下妨闷者，曰支结，柴胡桂枝汤。表未解而数下之，遂协热而利，心下痞硬，为表里俱病，桂枝人参汤为当也。"此外《伤寒六书·伤寒明理续论·卷之六》亦有："表未解而心下妨闷，曰支结，柴胡桂枝汤；胸胁满而微结，小柴胡汤加干姜、牡蛎。表证未罢，因攻之，协热而利，心下硬，为表里俱病，桂枝人参汤。"可见陶节庵亦以柴胡桂枝汤治疗心下支结，当本于朱肱《类证活人书》，然而观其正文、注文不分，可推知其或引自《普济方》，至于其医理则可参看前文之相关论述。可知王作肃增释朱肱《类证活人书》，辨治表证未解且兼见心下妨闷，论其不同于搭证，而归结为《伤寒论》第146条之"心下支结"，主以柴胡桂枝汤治之。然其后至明代《普济方》征引之，却将王作肃注文与朱肱之正文混同不分，陶节庵《伤寒六书》亦沿袭《普济方》而误，此为该治法之流传本末。

2. 以柴胡桂枝汤疗风温

《伤寒六书》载："风温，尺寸俱浮，素伤于风，因时伤热，风与热搏，即为风温。其外证四肢不收，身热自汗，头疼喘息，发渴昏睡，或体重不仁。慎不可汗，汗之则谵语躁扰，目乱无睛光，病在少阴、厥阴二经，葳蕤汤、小柴胡选用。未醒者，柴胡桂枝汤。"以上所论当为陶节庵引自《普济方·卷一百二十一·伤寒门·伤寒总论》,《普济方》原文为"风湿",然观其同篇"风温湿歌曰:风温热汗脉多浮,喘渴瘛疭体不收。腹满脚寒头目疼,湿温識热汗频流"故知其概言之为风温湿,分述之则为风温、湿温,然而下文则曰风湿、湿温,遂可知《普济方》中所言之风温、风湿实为同义,是故陶节庵引之则径改为风温,此外则别无新意乏善可陈,皆本于《普济方》。

3. 以柴胡桂枝汤疗盗汗

《伤寒六书·伤寒明理续论·卷之六·盗汗》载:"盗汗者,睡着则汗出,觉则便不出矣。杂病责于阳虚,伤寒责在半表半里,故知胆有热也。"此论杂病盗汗责于阳虚,值得商榷,当以阴虚盗汗为多见,盖陶节庵此说本于成无己《伤寒明理论·卷一》:"杂病盗汗者,责其阳虚也。伤寒盗汗者,非若杂病之虚,是由邪气在半表半里使然也。"然李中梓《伤寒括要》曰:"睡而汗出,觉即汗止,故名盗汗。睡则胃气行里,而表中阳气不致,故津液泄也,觉即气行于表而止矣。杂病盗汗,主于阴虚,伤寒盗汗,邪在半表半里也。"即论杂病盗汗主于阴虚,或为其引述陶节庵之论而误正之,此外吴昆《医方考·卷之四·盗汗门》亦云:"伤寒盗汗是半表半里之邪未尽,杂证盗汗责阴虚而已,彼以和表为主,此以补阴为主,明者辨之。"窃意杂病盗汗当以阴虚为是。至若陶节庵所论"胆有热"则当本自成无己《注解伤寒论》:"胆热则睡,少阴病但欲眠睡,目合则无汗,以阴不得有汗。但欲眠睡,目合则汗,知三阳合病,胆有热也。"故知陶节庵此论盗汗,实为引自成无己《注解伤寒论》及《伤寒明理论》,且不加甄辨。

《伤寒六书·伤寒明理续论·卷之六·盗汗》亦有云:"阳明病,脉浮紧,潮热盗汗,柴胡桂枝汤。脉浮大,欲眠,目合则汗,小柴胡汤,又柴胡桂枝汤。"此当引自《伤寒补亡论·卷第六·阳明经证治八十七条》及《伤寒补亡论·卷第十三·三阳合病十五条》实乃承袭常器之之论,未有新意,关于其医理之分析,可参看上文之相关论述。

4. 以柴胡桂枝汤疗动气

《伤寒六书·伤寒明理续论·卷之六·动气》载:"动气通用理中汤去白术,加桂。白术燥肾闭气,故去之,桂泄奔豚,加之。一法,用柴胡桂枝汤亦良。二方当看有热无热。"按此或引自《普济方·卷一百二十二·伤寒门·动气》医理分析可参看上文所论。

综上所论，窃以为虽则《伤寒六书》关于柴胡桂枝汤论述颇多，然则为引自前人而无有新意。

（四）《明医指掌》

《明医指掌》十卷，为明代皇甫中撰于嘉靖三十五年（公元 1556 年），其后又经王肯堂订补，邵达参补。《明医指掌·卷四》"虚疟"载："虚人患疟，饮食少进，四肢无力，汗多，怠惰嗜卧，六君子汤、人参养胃汤。汗多，烦躁而渴，白虎汤加人参。汗多，不烦渴，柴胡桂枝汤。"故知皇甫中以柴胡桂枝汤治疗虚疾汗多而不烦渴之证，以柴胡桂枝汤疗疾盖源于《圣济总录·卷第三十四·寒热往来疟》载："治疟发寒热，柴胡桂枝汤方。"因疟疾寒热往来，为正邪交争伏藏于半表半里，故而可据证选用柴胡治之。至若此处虚疟而汗多，则或兼有营卫不和之证，卫失顾护，营阴外泄，故而汗多，是以可选用柴胡桂枝汤，其中小柴胡汤和解半表半里之邪以除其寒热，桂枝汤调和营卫而疗其多汗，二方相合更可调和人体气机且祛邪外达，又有人参、甘草、大枣和中补虚，以益其中气，合于虚疟之病机，此为妙用。

（五）《医学入门》

《医学入门》九卷为明代李梴撰于万历三年（公元 1575 年），其博采众说，深入浅出，历代流传较广。

1. 以柴胡桂枝汤疗长夏伤风

《医学入门·外集卷之三·外感》"正伤寒"条"伤风，恶风自汗，而手足微烦"。小字注曰："自汗小便利，脚蜷急者，桂枝汤加参、附；轻者，柴胡桂枝汤。"故可知李梴以柴胡桂枝汤治疗恶风自汗之轻者，盖亦本于《类证活人书》以柴胡桂枝汤疗桂枝汤证之轻者，可参看前文论述。此外同段又云："三时，防风冲和汤、柴胡桂枝汤，或败毒散去茯苓。"考其"三时"之义，据《医学入门·外集卷之三·外感》"九味羌活汤"条下有云："此方发春夏秋三时表证，代桂枝、麻黄、青龙、各半四方。盖三时暄热，伤寒则不敢用冬月麻黄而发表，故代以羌活、苍术。"此将三时与春、夏、秋以及冬月并称，则可推知三时当指长夏。则李梴为以柴胡桂枝汤治疗长夏之伤风,颇有见地。

2. 以柴胡桂枝汤疗春温

《医学入门·外集卷之三·外感》"正伤寒"条"春变为温,夏变为热"。其后小字注曰:"春温表证,天温,升麻葛根汤;天寒,柴胡桂枝汤。太阳合少阳,败毒散合小柴胡;太阳合阳明,败毒散合升麻葛根;阳明合少阳,升麻葛根汤合小柴胡汤;半表里,小柴胡;里证,大柴胡。"故知其以柴胡桂枝汤治疗天寒时之太阳春温,然而关于春温,其前文有云:"温病者,春分后有太阳病,发热、咳嗽、身痛、口渴、不恶寒,其脉弦数不紧,右手反盛于左手,盖怫热在内故也。或散在诸经,各取其经而治之。"其病机为冬日感寒,邪气伏藏至春邪蕴化热而发为春温,然其多由新触外寒所引发,故而时亦轻有恶寒,其治当透邪外达。故而天寒者,选用柴胡桂枝汤,一可散解其在外新感之寒邪,又能和解三焦,使伏藏于半表半里之邪透达而出,兼有黄芩可清其郁热,契合病机环环相扣。

3. 以柴胡桂枝汤疗盗汗

《医学入门·外集卷三·伤寒初证》"寒入少阳,冬病阳明,睡中汗且盗出"。句下小字注曰:"盗汗者,邪方入里,尚连于表。睡则气行于里而表不致,故汗出,醒则气周于表而汗复止。胆有热也,小柴胡汤。冬阳明脉浮紧者,必有潮热盗汗,黄芩汤、柴胡桂枝汤;脉浮大欲眠,目合则汗者,小柴胡汤。"故知其以柴胡桂枝汤治疗脉浮紧之盗汗,盖即201条"阳明病,脉浮而紧者,必潮热,发作有时。但浮者,必盗汗出。"所论之证,选用柴胡桂枝汤盖源于郭雍《伤寒补亡论》所引常器之《补治论》所言而后世医家多承袭之,然其亦主以黄芩汤则或为自出机杼,复有深意。

4. 以柴胡桂枝汤疗亡阳谵语

《医学入门·外集卷三·伤寒杂症》"谵语郑声虚实,全凭水道看"。句后小字注曰:"谵者,妄也。或闭目言平生常事,或开目言人所未见事,或独语,或睡中呢喃,或呻吟不已,甚则狂言恶骂,俱谓之谵语。皆因胃热乘心,故脉来洪数,二便多闭,外见阳证。有阳明汗多谵语,少阴自利谵语者,内有燥屎也,调胃承气汤下之。半表里默默不欲语,及已得汗而身和亡阳谵语者,柴胡桂枝汤调之。"其言"谵语郑声虚实,全凭水道看"颇有见地,盖此类诸症,当看津液之虚实畅湿。若发汗多而津液伤,胃气不和遂发为谵语,然此非燥屎热结故不可下,当用柴胡桂枝汤以调和津液治之,此为本于《伤寒论·辨发汗后病脉证并治第十七》载:"发汗多,亡阳谵语者,不可下,与柴胡桂枝汤,和其荣卫,以通津液,后自愈。"

5. 以柴胡桂枝汤疗少阳伤风

《医学入门·外集卷三·外感》载:"六经伤风方太阳,桂枝汤;少阳,柴胡桂枝汤;太阴,桂枝加芍药汤。"故知其以柴胡桂枝汤治疗少阳伤风,盖此证当为少阴病而兼有发热恶寒汗出之表证,故而以小柴胡汤和解少阳,桂枝汤调和营卫以解其伤风,是以选用柴胡桂枝汤。

5. 以柴胡桂枝汤疗伤风重证

《医学入门·外集卷四·杂病提纲》"冒风恶风多属肺"。句后小字注曰:"肺主皮毛,通膀胱,最易感冒,新咳嗽恶风,鼻塞声重喷嚏是也。柴胡半夏汤、参苏饮,寒月麻黄杏仁饮。重者,头疼身痛,寒热,咽干音哑,柴胡桂枝汤、防风冲和汤。"可知其以柴胡桂枝汤治疗伤风之重证,除咳嗽恶风、寒热身痛而外兼有咽干音哑,盖其咽干音哑即为外邪渐入少阳之征象,263 条"少阳之为病,口苦、咽干、目弦也。"邪入少阳半表半里热邪上熏故而多表现为五官窍道诸症,此咽干音哑即是,故而投以柴胡桂枝汤,其中小柴胡汤和解少阳半表半里之邪,黄芩清其热而治咽干音哑,另有桂枝汤驱散在外风寒之邪,遂可治之。并且柴胡桂枝汤中有桂枝、半夏、甘草,此即半夏散,313 条曰:"少阴病,咽中痛,半夏散及汤主之。"其中半夏一药《神农本草经》载其主咽喉肿痛,故甚宜于此证。

6. 以柴胡桂枝汤疗风疾

《医学入门·外集卷四·杂病分类》"风痉少阳寒热并"。句后小字注曰:"风痉,口苦,呕吐恶心,胁痛,属少阳,寒热相等者,柴胡桂枝汤;风盛筋脉抽搐者,乌药顺气散加柴胡、黄芩;身疼者,败毒散;咳嗽者,参苏饮。"故知其以柴胡桂枝汤疗风疾之寒热相等者,其载风疾之状:口苦,呕吐,恶心,胁痛,故其当属少阳病;且有寒热,则为邪藏半表半里,故可以小柴胡汤和解半表半里之邪,兼以桂枝汤昏其寒热且可引邪外达。

(六)《幼科发挥》

《幼科发挥》四卷,明代万全撰于神宗万历七年(公元 1579 年),其三世家传小儿科,见解独到。

《幼科发挥·卷之四》载:"如有热多寒少,宜用柴胡白虎汤;寒多热少者,柴胡桂枝汤主之。"此亦以柴胡桂枝汤治疟,盖疟证多属少阳,其热多寒少者用柴胡白虎汤,以和解少阳为主而兼清阳明之热,若寒多热少,为表邪未尽,太阳、少阳合并,用柴胡桂枝汤,若寒邪更甚者亦可用柴胡桂枝干姜汤。

(七)《证治准绳》

《证治准绳》四十四卷,涵杂病、类方、伤寒、女科、幼科、疡医六科,为明代王肯堂所编撰,是书之作历十一载,刊于公元 1602 年,历代广为传颂。

《伤寒证治准绳》释条"阳明病,法多汗,反无汗,其身如虫行皮中状者,此以久虚故也。"曰:"虫行皮中状者,即经言身痒是也。久虚者,以表气不足,津液不充于皮肤,使腠理枯涩,汗难出也。若谓虚则当补,毕竟阳明受邪为病,邪可补乎?如用术附黄芪辈,皆收汗药,则荣卫郁闭,邪无从出,内热发矣。何况其病又无吐利胃虚等证,病不在里但皮肤中表气虚之理,宜和解可也。莫若除中,借用各半汤,或有热者,柴胡桂枝汤,庶乎甘辛之剂,可以和其荣卫,通行津液而解,未审当否。"依其凡例所言此条为赵嗣真所说,赵嗣真为元代医家,生平不详,曾著《活人释疑》一书,据丹波元胤《医籍考·卷三十》载:"赵氏嗣真《活人释疑》佚。"按汪苓友《伤寒论辩证广注·卷首·采辑古今诸家伤寒书目》幸载有《活人释疑》一则,弥足可珍,其文曰:"《活人释疑》,赵嗣真所著,其书不传。其辨《活人》两感伤寒治法之误,又其论合病、并病,伤寒变温热病,能反复发明仲景大旨。其说载刘宗厚《玉机微义》中。琥按刘氏系盛明时人,则是《释疑》一书,大约是元末人所著也。"然其书已佚无从查考,此处引文遂为吉光片羽。此外沈金鳌《伤寒论纲目·卷九·身痒》亦引有此文,唯文字小异,可资对勘"赵嗣真曰:虫行皮中状者,即太阳证言身痒是也。久虚者,以表气不足,津液不充于皮肤,使腠理枯涩,汗难出也。若谓虚则当补,毕究阳明受邪,为病邪可补乎？如《活人》用术附汤、黄芪建中汤辈,皆收汗药,则荣卫郁闭,邪无从出,内热发矣。何况又无吐利胃虚等症,病不在里,但皮肤中表气虚乏,理宜和解可也,莫若借用各半汤。或有热者,柴胡桂枝汤,庶几甘辛之剂,可以和其荣卫、通行津液而解也"。赵氏斯论亦深请经旨,此身痒之证为病不在里而在皮肤之中,乃因表气不足津液失于濡润,腠理枯涩汗出不畅故而身痒如虫行皮中状者,然又因有邪存于里故不可补以防闭邪而化热,故而此当用和法,可借用桂枝麻黄各半汤小发其汗;若有热者则宜柴胡桂枝汤,然此热者必不为甚,邪气久伏而多藏于半表半里,故可用小柴胡汤以和解之,兼以桂枝汤引邪外出,二者相合即柴胡桂枝汤和其营卫、通行津液,腠理和畅故而身痒可止,此为活用《伤寒论·辨发汗后病脉证并治第十七》:"发汗多,亡阳谵语者,不可下,与柴胡桂枝汤,和其荣卫,以通津液,后自愈。"至可叹服。

《幼科证治准绳·集之九》载:"柴胡桂枝汤,治疟身热多汗。柴胡八钱,黄芩、桂枝、芍药、甘草各三钱,半夏二钱半。上,每服二三钱,姜枣水煎。"此以柴胡桂枝汤治疟证之身热多汗者,盖以柴胡桂枝汤治疟或本于《圣济总录》以之治疟发寒热,而后《明医指掌》以之疗虚疟。此处用治疟身热多汗,盖疟证之热多为寒热往来,邪居半表半里之间,故寒热时作,若多汗者,或兼腠理肌疏营卫不和,故以柴胡桂枝汤和解半表半里之邪,且调和营卫,故可治之。

（八）《伤寒括要》

查张安巷所作之《伤寒括要》序及李中梓自序载有此书所成之因由,盖李中梓曾于顺治二年(公元 1645 年)撰成《伤寒授珠》十卷,后因此书毁于兵燹,其后遂以前书删繁去复,简邃选玄,复于顺治六年(公元 1649 年)纂成《伤寒括要》三卷。

《伤寒括要·卷上·足太阴经症治》载:"太阴脾经,乃三阴之首,故名太阴。其经起于足大指,上行至腹,络于咽,连舌本,循身之前。其症身热,腹痛,咽干,手足温,或自利,不渴,此热邪传入太阴标病,柴胡桂枝汤。"可知李中梓以经络学说来释《伤寒论》之六经,将六经病各分为标病与本病,其以柴胡桂枝汤治疗太阴标病。

（九）《伤寒大白》

《伤寒大白》四卷，清代秦之桢撰于康熙五十三年（公元 1714 年），本书以病症为纲，下附原文诸条阐释，并载其家传之方。

《伤寒大白·卷四·疫病》载："寒疫，即时行之伤寒病也。既冒寒邪，当以辛温散表。若内无积热，太阳见症者，冬月北方用麻黄桂枝汤，南方用羌独败毒散等。若表邪未散，即内有积热者，亦止宜羌活冲和汤等和解，未可用清凉。若阳明见症者，冬月北方葛根汤，南方升麻干葛汤。少阳见症者，北方柴胡桂枝汤，南方柴胡防风汤。若寒邪已散，里有结热，仍照伤寒清里之法。"寒疫依秦之桢所论即时行之伤寒病，则自可循按伤寒之法而治之，若兼有少阳见症，则为太阳、少阳合病，故用柴胡桂枝汤两解太少即为正治之法，颇为合宜。

（十）《医宗金鉴》

《医宗金鉴》九十卷，为清代御医吴谦等奉敕编纂，刊于乾隆七年（公元 1742 年），其后两百余年来影响深远，历来为医家所必读之书。

《医宗金鉴·杂病心法要诀·卷四十二·疟疾治法》："瘅疟但热柴白虎，牝疟唯寒柴桂亲。"其后注曰："阳气盛、阳独发，则但热而不寒，谓之瘅疟，宜用柴胡白虎汤，即小柴胡汤合白虎汤也。阴气盛、阴独发，则但寒而不热，谓之牝疟，宜用柴胡桂枝汤，即小柴胡汤合桂枝汤也。"

（十一）《伤寒论纲目》

《伤寒论纲目》为清代沈金鳌所辑著《沈氏尊生书》之一种，共十六卷刊于乾隆三十九年（公元 1774 年），编列仲景原文为纲，选录后世注解为目，其后更附其按语，饶有条贯。《伤寒论纲目·卷三·动气》载："许叔微曰：动气筑筑然跳动于腹者是也。病人先有五积在腹中，或腹上下左右，复因伤寒，新邪与旧邪相搏而痛，筑筑然跳动，名曰动气。大概虚者，理中汤去术加桂，热者，柴胡桂枝汤。"然而查许叔微著作《伤寒百证歌》《伤寒发微论》《伤寒九十论》《普济本事方》皆未见此语，不详其载于何书。然《类证普济本事方·四库全书提要》曰："叔微所著尚有《拟伤寒歌》三卷凡百篇，又有《治法》八十一篇及《仲景脉法三十六图》《翼伤寒论》二卷、《辨类》五卷，今皆未见传本,疑其散佚矣。"故而窃疑法金叠此段引述或为许叔微佚文。此以柴胡桂枝汤治疗动气之热者,盖陶节庵《伤寒六书·伤寒明理续论·卷之六·动气》所论或即本于此。按《普济方·卷一百二十二·伤寒门·动气》曾引述《证治论》以柴胡桂枝汤疗动气,然《证治论》一书未见,史籍中亦无载,查危亦林《世医得效方·卷一》"四逆汤"条下曰:"两感伤寒,古无治法,唯《证治论》并《活人书》解仲景治有先后之说,皆云治有先后者,宜先救里。"考《世医得效方》一书成于元顺帝至元三年(公元 1337 年),则可知《证治论》当不晚于此,且观其文中将《证治论》与《活人书》并称,窃端其或为宋人之作,然可惜终不详其与许学士孰先孰后何人为其肇始。

(十二)《医学从众录》

《医学从众录》八卷,清陈修园撰于嘉庆二十五年(公元 1820 年),其长孙心典为之作序说其"集长沙辨证之法,纂取《千金方》《外台秘要》以下诸方书,为《医学从众录》八卷。盖恐专用经方之骇众,特降而从众也"。《医学从众录·卷五·疟证》论疟证之病机为:"疟疾不离少阳,少阳为半表半里,邪居表里之界,入与阴争则寒,出与阳争则热,争则病作,息则痛止,止后其邪仍据于少阳之经,浅则一日一作,深则二日一作,更深则三日一作。虽有别经,总以少阳为主。"其阐述疟疾不离少阳而据于半表半里至为削切详明,深明仲景之微言大义,虽则《圣济总录》首以柴胡桂枝汤治疟,然而至其奥义则为陈修园一语道破。其更论疟疾证治为:"故仲景以弦字该本症之脉,盖于治法只一小柴胡汤。热多烦渴,加知母、花粉;寒多身疼,加干姜、桂枝。治之得法,一二服可愈。朱丹溪云:无汗要有汗,散邪为主,带补正;有汗要无汗,补正为主,带散邪。大抵于小柴胡汤中,无汗,麻黄可加二钱,即三解汤意也;有汗,桂枝、酒芍可各加二钱,即柴胡桂枝汤意也。"可知其据证以一小柴胡汤加减而治诸疟,确为执简御繁纲举目张,至若小柴胡汤证而兼有汗者即以柴胡桂枝汤治之,以小柴胡汤和解据伏于半表半里之疟邪,更以桂枝汤调和营卫而治其汗,二方共用相得益彰,即为柴胡桂枝汤之义。

(十三)《医学摘粹》

《医学摘粹》五种八卷,清代庆恕撰于光绪二十三年(公元 1897 年),本书以经典为经,以后世百家为讳,钩玄提要,削肤存液。

《医学摘粹·杂证要法·表证类喉风》载:"喉风一证,内有郁热,而外受风寒也。此证伤寒有之,温病亦有之。如伤寒证咽喉肿痛,发热微恶寒,或微呕者,以柴胡桂枝汤去人参主之。如伤寒少阴咽痛,以甘桔汤主之。如温证咽喉肿痛,口燥心烦,内阴亏而火炽者,以防风汤主之。"此以柴胡桂枝汤去人参治疗伤寒之喉风证,症见发热微恶寒、咽喉肿痛或兼微呕,发热微恶寒为太阳病未罢,咽喉肿痛、微呕则为邪入少阳,故此证实为太阳、少阳合病,遂以柴胡桂枝汤治之,《医学入门》以柴胡桂枝汤治疗伤风重者,见头疼身痛,寒热,咽干音哑,与此可互相参看。

（十四）《医学见能》

《医学见能》四卷,清代唐宗海撰于1873年,其示人以门径,为初学弟子及不知医者而作,如其自序中所言"即不知医家临证查对,无不瞭如指掌",是故名曰《医学见能》。是书刊行之后不久,因原版焚毁,流传渐绝,至1929年上海秦伯未取其家藏本详加校订,增编辨证总诀及方药歌括,并附眉批七十九条,重行于世,题曰:《秦批医学见能》。《医学见能·卷一·大腹》载:"腹中猝痛,由伤风邪而得者,肝气乘脾土也,宜柴胡桂枝汤。柴胡二钱,桂枝二钱,半夏三钱,人参三钱,青皮一钱,黄芩二钱,白芍二钱,甘草一钱,大枣二枚,生姜三片。歌曰:腹中猝痛系风伤,木乘脾经参枣姜,夏草青皮芩桂合,柴胡白芍细商量。"唐宗海以柴胡桂枝汤治疗风伤所致之腹中猝痛,深契经旨,盖本于《金匮要略·腹满寒疝宿食病脉证治第十》附:"《外台》柴胡桂枝汤方,治心腹猝中痛者。"若为风邪侵袭入里而扰动脾土,中焦气机梦乱,遂发为腹中猝痛,治以柴胡桂枝汤,既有桂枝、白芍、生姜可疏散外邪,又有柴胡、白芍、半夏调理气机,以制风木过尤之气,且有人参、大枣、甘草和中扶脾,故而方证相合。此外唐宗海用此方更加青皮一钱,加重理气平肝之力,以解风木乘土,故而腹中猝痛可治。其所载柴胡桂枝汤之药物殊分,当为清代医家所常用之量,亦可参看。

（十五）《冯氏锦囊秘录》

《冯氏锦囊秘录》五十卷清代冯兆张撰辑于1702年,包括《杂证大小合参》《痘疹全集》《杂症痘疹药性主治合参》等。《冯氏锦囊秘录·痘疹全集·卷十一·似疟非疟》载："夫痘后忽寒热如疟,如期即发者,此因脾虚气弱,失于将息,重感风寒,盖脾主信,所以如期耳,宜先以柴胡桂枝汤,发去新感表邪,后以调元汤加减主之。更有痘后气血两虚,是以气虚生外寒,血虚生内热,而似疟非疟者,切忌发散,唯宜大补气血,而寒热自已也。"此以柴胡桂枝汤治疗痘后脾虚气弱,且调摄不慎重感风寒而致寒热如期而发似疟非疟,先以此方解其新感表邪,后以调元汤等益气补血之品善后。此期新感外邪寒热往来如疟,当为太阳、少阳合病,故可投以柴胡桂枝汤解之。

第三节 古代医家方论

王肯堂

"柴胡桂枝汤治病,身热多汗"(《证治准绳》)。身热多汗,与 146 条似有不同,然则以方测证,是必有太少二经的病机,方可使用。

陈 言

"柴胡加桂枝汤治少阳,伤风四五日,身热恶风颈项强,口下满,手足温,口苦而渴,自汗,其脉阳浮阴弦"(《三因极一病症方论》)。此条证候与《伤寒论》第 99 条相同,说明三阳同病,治从少阳,小柴胡汤主之。但因第 99 条未说脉象,本条称"阳浮阴弦",说明三阳同病之中,重在太少二经,故用本方治之。

左季云

"本汤兼治,(一)心腹猝痛,肝木乘脾土者;(二)伤风、发热自汗,或鼻鸣干呕或痰气上攻等症(薛立斋)"。(《伤寒论类方》)

第四节　现代医家方论

郝万山

太阳伤寒六七日的时候,正好是太阳病的自然病程结束了,邪气就会传经,传到哪一经呢,从临床症状来看,"发热,微恶寒"是邪气还在表,表邪生重不重呢,不重,只是微恶寒。"支节烦疼",支是四肢,节是关节,烦是什么意思? 心烦,四肢关节心烦,这话通吗? 烦是什么意思? 支节疼这个好理解。"烦犹剧也",这个话不是我说的,而是《周礼》郑玄注,郑玄注的是《周礼》,郑玄注这个"烦"字的时候说"烦犹剧也",烦在这种特殊的语言环境中,它不当心烦讲也不当发热讲,而当剧烈,当"很""甚"来讲,所以"支节烦疼"呢就是四肢关节剧烈地疼痛,这提示了风寒邪气侵袭四肢。风寒邪气侵袭四肢这个证候我们会在什么地方遇到呢,会在太阴病篇遇到,在太阴病篇有"太阴中风,四肢烦疼,脉阳微阴涩而长者,为欲愈"。什么叫太阴中风啊? 是太阴系统被风邪所伤,伤到哪个部位呢,四肢烦疼,四肢剧烈地疼痛,四肢和脏腑相比,它属于表还是属于里呢? 当然属于表,所以脉应当是浮的,因为四肢是表啊。正气抗邪于表,气血浮盛于外,脉应当是浮。"脉阳微阴涩而长者,为欲愈",轻取,脉由浮而转微了,提示了邪气退。阴涩,沉取,阴脉是沉取,沉取由涩脉而转长,阴涩而长,沉取由涩而转长,提示了里气的恢复。脉由浮而转微,由沉取由涩而转长,提示了邪气退而正气复,所以这种四肢烦疼可以自愈,这是在太阴病篇的一条……太阴病篇还有一条说:"太阴病,脉浮者,可发汗,宜桂枝汤。"太阴里虚寒能够发汗吗? 太阴里虚寒它能够脉浮吗? 所以他这里所说的太阴病就是指的风邪侵袭四肢的那种四肢烦疼这个证候,它叫太阴病,它叫太阴中风。也就是说太阴中风,四肢烦疼,脉浮者,可以发汗,用桂枝汤。由太阴病的这两条,我们来体会146条的"支节烦疼",应当说这是风寒邪气侵袭四肢所造成的一种证候。

柴胡桂枝汤这张方子是桂枝汤和小柴胡汤两个方子相合,并且减少药量。桂枝一两半,这个方子是三次治疗量,一次是用了 8g,黄芩一次用了 8g,人参一次用了 8g,甘草一次用了 5g,半夏一次用了 8g,芍药一次用了 8g,大枣一次用了两枚,生姜一次用了 8g,柴胡一次用了 20g。所以柴胡还是个主要药,尽管它没有写在第一位。要求以水七升,煮取三升,去滓,温服一升,这是三次治疗量,不过我刚才念的剂量是一次治疗量,《伤寒论》开的这个方子是三次治疗量。注意到没有,没有要求去滓再煎,所以它的主要目的不在于和解,凡是和解剂,都要求去滓再煎,这里的没有要求去滓再煎,它的主要目的不是和解,显然是通络止痛。(《郝万山讲伤寒论》)

刘渡舟

这个它也是在柴胡汤之上,它不加麻黄,它加桂枝汤,调和点儿营卫,解解太阳之邪。这是言其变也,禁汗、禁吐、禁下是言其常,可以加大黄,可以加桂枝,言其变。太阳少阳并病,不加柴胡汤,只用桂枝汤行不行啊?那是错误的,因为柴胡桂枝汤,在柴胡汤治少阳的基础上兼治太阳,它就可以了。大柴胡汤以柴胡治少阳的基础上加点儿大黄治阳明,那也就可以了,那和单纯的承气汤是不能够混同的。

柴胡桂枝汤临床使用的机会很多。小柴胡汤和解表里的,桂枝汤调和营卫、调和气血,两方一合,人身表里内外、气血上下,治的范围面就广泛了。根据我个人的体会,这个方子能治什么病?柴胡桂枝汤的条文是治太阳少阳并病,我拿它治肝炎、慢性肝炎、早期肝硬化,加上一点儿红花、茜草类的活血药,加上点儿鳖甲、牡蛎类的软坚药。(《刘渡舟伤寒论讲稿》)

孙匡时

发汗过多,导致阳气外亡而谵语的,不可攻下,可用柴胡桂枝汤,以调和营卫、和解少阳,使邪气得散,经气得畅,津液得通,则疾病可愈。腹中饥却口不能食,多么难受,但不可吐就决不能吐。(《伤寒论白话解》)

胡希恕

一般在临床上,少阳病不能发汗,不能泻下,但有表证,太阳少阳同时用药是可以的。如用小柴胡汤配发汗药可,加薄荷、桑叶、菊花都行的。表证需要发汗,用柴胡桂枝汤非常好用。小儿感冒常有此种情况,既有无汗之表证也有柴胡证,这里用柴胡桂枝汤就得了,只是用发汗药而不用柴胡是不行的。这是定法,此书上有例子,把比二方合在一起是治柴胡桂枝只有的证候,就是合并证,支节烦疼、身体疼痛皆为桂枝汤证。(《胡希恕讲伤寒论》)

黄仕沛

柴胡桂枝汤有芍药,虽是小柴胡汤证,但条文上没有"胸满"的。《伤寒论》第 146 条:"伤寒六七日,发热,微恶寒,支节烦疼,微呕,心下支结,外证未去者,柴胡桂枝汤主之。""治心腹卒中痛者"。《金匮要略·腹满寒疝宿食病脉证治》大柴胡汤有芍药,但第 103、第 136、第 165 条及腹满篇条文均无胸满,只有"按之心下满痛"。桂枝去桂加茯苓白术汤也有"心下满微痛",仍用芍药,如第 28 条:"服桂枝汤或下之,仍头项强痛,翕翕发热,无汗,心下满微痛,小便不利者,桂枝去桂加茯苓白术汤主之"。用芍药是"心下满"而不是"胸满"。"心下"即胃的范围,此方又即真武汤去附子加大枣、炙甘草,都是水气,都有小便不利,可与真武汤互看。(《经方亦步亦趋录》)

冯世纶

伤寒六七日,以传少阳为常,又以治用柴胡汤为常,今发热微恶寒、支节烦疼,则太阳病症未已。但微呕、心下支结,则柴胡汤证已显。外证未去者,暗示伤寒已发汗而桂枝汤的外证还未解,故以柴胡桂枝汤主之。太阳病转属少阳柴胡证,外证未去则与柴胡桂枝汤。假设表证未去,当然亦有用柴胡、麻黄的合方机会,不过依据经验则以柴胡与葛根汤合用的机会较多。外感重证往往于发病之初即常见柴胡葛根汤方证。可见太少并病,或合病,均有用以上合方的机会。无论柴胡桂枝汤,或柴胡葛根汤,若口舌干燥者,均宜加石膏。又由于本条有支节烦疼之治,则本方可用于治疗急性风湿性关节炎。(《经方传真》)

刘力红

从经络的意义看,少阳有手足少阳,在这里足少阳的意义显得更为突出。足少阳布身之两侧,足太阳布身之后,足阳明布身之前。《素问·阴阳离合论》云："太阳为开,阳明为合,少阳为枢。"这样一个开合枢的关系正好与上述经络的布局相应。少阳在两侧,正应门枢亦在两侧,门枢主门之开合,少阳主太阳阳明之开合。更具体一些来区分,左为阳,右为阴,阳主开,阴主合,故左少阳主要负责枢转太阳之开,右少阳主要负责枢转阳明之合。因此,左少阳发生病变它主要影响太阳,应合太阳而治之,论中的柴胡桂枝汤即为此而设;右少阳发生病变则主要影响阳明,应合阳明而治之,论中的大柴胡汤,以及小柴胡加芒硝汤即为此而备。(《思考中医》)

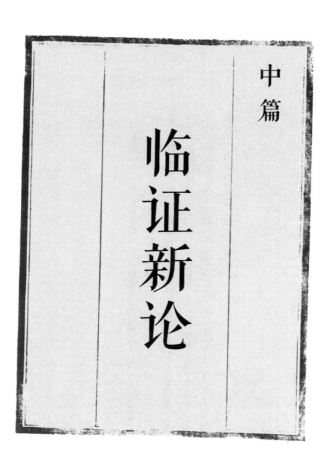

中篇

临证新论

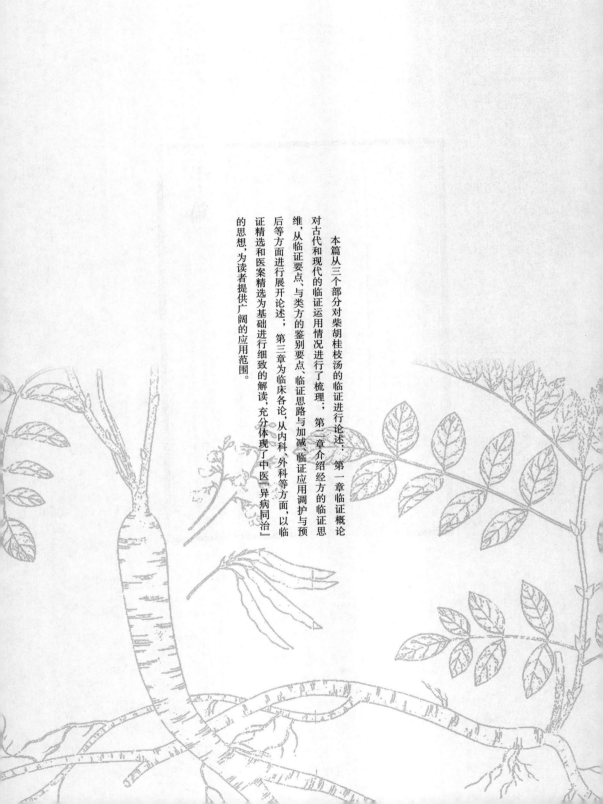

本篇从三个部分对柴胡桂枝汤的临证进行论述：第一章临证概论对古代和现代的临证运用情况进行了梳理；第二章介绍经方的临证思维，从临证要点、与类方的鉴别要点、临证思路与加减、临证应用调护与预后等方面进行展开论述；第三章为临床各论，从内科、外科等方面，以临证精选和医案精选为基础进行细致的解读，充分体现了中医"异病同治"的思想，为读者提供广阔的应用范围。

第一章 小柴胡汤方临证概论

第一节 古代临证回顾

柴胡桂枝汤出自《伤寒论》第 146 条，方由小柴胡汤与桂枝汤各半量合方组成。随着近代医家对该方认识的深入，已不断拓宽其治疗领域，无论是外感病还是内伤杂病，只要病机贴切，灵活化裁运用，均可获效。现就此方在《伤寒论》中及历代医家的临证，分析总结临证思路如下。

柴胡桂枝汤在《伤寒论》中的临证："伤寒六七日，发热，微恶寒，支节烦疼，微呕，心下支结，外证未去者，柴胡桂枝汤主之。"(146)

一、病因

本汤证系为少阳兼太阳的证治，太阳外证虽未去，而病机已见于少阳里也。其发病原因，可因太阳之邪不解波及少阳所致（并病），亦可由发病之初，太少二经同时受邪而成（合病）。本条虽无并病、合病之名，而有并病、合病之实。

（一）证

伤寒延至六七日，还见有发热，微恶寒，支节烦疼，是为太阳病不解，表证仍在；微呕，心下支节则是少阳见证。寒邪袭表，卫阳被束，不能畅达则恶寒；正与邪争，正盛则发热；阳气被郁，经络气血不畅则支节烦疼；邪内陷少阳，枢机不利故心下支结；胆气不疏，影响于胃，胃逆则呕。然本证恶寒较微,为太阳表证之轻,微呕则是少阳主证喜呕之轻者。

（二）治

本证既有太阳表证,又有少阳里证,且证势均不太重,故采用由小柴胡汤、桂枝汤各半量组成剂量甚轻的柴胡桂枝汤和解少阳,兼散外邪治之,甚为贴切。以桂枝汤调和营卫,解散在表的风寒,则发热微恶寒,支节烦疼除;以小柴胡汤和解表里,疏通少阳气机,则微呕,心下支结自愈。

二、后世医家的临证

（一）古代医家的发挥

后世医家有以此方治疗心腹挛痛、肝木乘脾土者;有以治疗伤风发热、自汗或鼻鸣干呕,或痰气上攻等症者(薛立斋);有以治疗寒疝腹中痛者(《外台秘要》);有以治疗疟疾身热汗多者(《证治准绳》);有以治疗疝家腰腹拘急,痛连胸胁,寒热休作,心下痞硬而呕者(《类聚方广义》);有以治疗肠生痈,腹部拘急,肋下强牵,其热状似伤寒而非者,又此方加大黄,用于妇人心下支结而经闭者(《方函口诀》);有以治疗风湿肢节疼痛者,柴桂加苍术多有效(《温知堂杂著》);有以本方去黄芩,为柴胡建中汤,治疗腹痛恶寒者,亦治自汗恶风、腹痛发热者(丹波元简),均在《伤寒论》的基础上有所发挥。

（二）现代医家的发挥

柴胡桂枝汤有和解表里、调和内外、调和肝脾、疏肝和胃以及调节神经功能的作用,近年来有关本方的临床应用屡见报道,临床应用非常广泛,特别是治疗癫痫的经验值得引起重视。其主要用于下列病症:①以惊、抽、搐、挛等气机不和为审证要点的精神、神经系统疾病,如癫痫、失眠、神经衰弱、神经官能症等;②以脘痛、痞满、呕恶等胃气不和为审证要点的消化系统疾病,如消化性溃疡、慢性胃炎、慢性胰腺炎、慢性肝胆疾患;③以气血运行不利、气机升降失司为审证要点的循环系统疾病,如心律失常、冠心病心绞痛、高血压等;④以气机紊乱、升降失职、阴阳失调等为审证要点的妇女更年期综合征及经前期紧张综合征;⑤以发热恶寒、胸胁苦满、口干口苦为审证要点的各种发热,如病毒感染性发热、感冒并发症等。

三、抓主证的临证思路

(一)立足"方证辨证",即有是证用是药

"主证"其义有二,一为柴胡桂枝汤所治之证候,二即某证候中之主要症状。这也符合"有柴胡证,但见一症便是"的内涵,柴胡证是指小柴胡汤的主治症,即往来寒热,胸胁苦满,嘿嘿不欲饮食,心烦喜呕,口苦,咽干,目眩。"但见一症便是"的"一症"是指上述小柴胡汤7个主治症之一者。但这里要强调一个问题,即但见的这一症,必须在疾病中起主导作用,这样才能运用小柴胡汤。而柴胡桂枝汤证的微呕、心下支结(即胸胁苦满)是少阳见症,并起主导作用,正体现了这一思路。"有柴胡证,但见一症便是,不必悉具",体现了仲景辨证论治的原则性和灵活性。

(二)抓病机的临证思路

因症状为表象,病机为实质故也,有表象迥异而实质相同者,故可异病同治。其实所谓"证",不仅是证候及症状,还内含病机。要掌握病机即是原则,用于外感病时,必须抓住邪在太少两经这个关键;用于杂病时,应抓住营卫失调、枢机不利这个关键。在这两个关键的前提下,但见一症便可以考虑应用本方。

(三)抓主要矛盾的临证思路

用柴胡桂枝汤的意义,在于和解少阳,兼散外邪。和解少阳是主要的,兼散外邪居于次要地位,其目的是使病邪从少阳以达太阳。正如章楠所说:以柴胡为君,使少阳之邪开达,得以仍从太阳而解也。少阳证必呕,而心下支结,逼近胃口,故小柴胡用人参、生姜、半夏,通胃阳以助正气,防其邪之入府也。然则虽曰和解,亦为开达祛邪之法,故可仍从汗解。《伤寒论》第99条是证见三阳,治从少阳,也是以和解少阳为主,这个治疗原则,应该牢牢掌握。

(四)逆向思维的临证思路

虽然某些病与病之间往往只根据一两个症状作为鉴别诊断根据,但必

须知道,《伤寒论》是教人根据这一两个突出的症状去溯源寻流,审症求因,而不是见症治症。如开宗明义的太阳中风与太阳伤寒,二者主要区别在于汗出和无汗。临床上绝不是单纯考虑发汗或止汗问题,而是根据这一症,从整体着眼,判断表虚和表实。又如柴胡桂枝汤证的发热,微恶寒,支节烦疼,是为太阳病不解,表证乃在;微呕,心下支节则是少阳见证,故从太少双解治之。

（五）整体思维的临证思路

六经分证是把当时的一些外感疾病的证候归纳为六经,既承认疾病过程中的阶段性,又承认前后阶段的衔接性;各经之间既有区别,又有联系。如太阳、阳明、少阳有它们各自的独立证候,但彼此之间能相互传变,相互转化,同时它有合病和并病。正如柴胡桂枝汤证是由太阳之邪不解波及少阳,或由发病之初,太少二经同时受邪而成。这就叫人必须用整体的、变化的观念去认识疾病,去认识病机的发展,从而采取正确措施,去改变疾病的进程。

（六）叠用经方的临证思路

若上下病情歧异、表里寒热不一、脏腑病变不同、兼证明显等情况,可复用经方来治疗。柴胡桂枝汤正是仲师的典范,本证既有太阳表证,又有少阳里证,且证势均不太重,故采用由小柴胡汤、桂枝汤各半量组成剂量甚轻的柴胡桂枝汤治之。这样既扩大了经方的适用范围,又增强了疗效,扩展了临证思路。

（七）具体问题具体分析的临证思路

柴胡桂枝汤即小柴胡汤加桂枝、芍药,为两解太少之轻剂,用于少阳病兼太阳之表。证情很轻,药量极小,这表明药量大小都是根据病情的需要而定。临证使用亦可根据病情变化、患者体质、地域气候等特点,加减此方及药量。如刘渡舟教授治疗早期肝硬化时,四诊合参后,用柴胡桂枝汤减去人参、大枣之补,另加鳖甲、牡蛎、红花、茜草、全蝎等专治肝脾血脉瘀滞、软坚消痞之药,有较好的效果。

四、小结

柴胡桂枝汤依据不同临证思路而用于临床,推而广之,从不同的辨证思路来应用经方,这既是宗经典条文之旨,又有利于扩大经方的应用领域。有因外感病而用者,自然不越 146 条之宗旨;有因内伤杂病而用者,则必然会其意,引申用之,要谨守病机,知常达变。

第二节 现代临证概述

柴胡桂枝汤历经千年,在现在的临床中仍然较为常用,并且对其主治范围和病症有所扩展,下面为一些病案实例。

一、单方妙用

◎案 太少合病

王某,女,43 岁。患感冒已 1 月余。病初之时恶寒发热,头痛,鼻塞流涕,经中西药治疗,其效不显,迁延至今。症见:恶寒发热,鼻塞,流清涕,头两侧疼痛,连及项背强急不舒,口苦,舌淡,苔微腻,脉浮弦。细思之,患者初患太阳之病,因误治迁延日久,邪气已入少阳,然太阳之邪未解,以成太少合病。恶寒发热,是营卫仍为邪扰而不得调和所致;邪壅肺卫,鼻窍不利,故鼻塞流涕;头痛位于两侧且连及项背,实乃邪滞太少二经所致;口苦一症亦为少阳受邪,胆火上迫之明证。四诊合参,虽与《伤寒论》第 146 条所述症状不尽相同,但实属太少合病无疑。方用柴胡桂枝汤加减。

处方:柴胡 15g,桂枝 10g,白芍 15g,黄芩 10g,法半夏 10g,太子参 10g,片姜黄 10g,葛根 30g,生姜 3 片,大枣 5 枚,炙甘草 5g。3 剂,水煎,日 2 服。

二诊:患者来告,诸症皆明显减轻,后以原方 2 剂续服而愈。

◎案　痹证

某,女,某学生母亲,称其母上肢关节疼痛,夜间尤甚,疼痛剧烈时竟难以入眠。因未见患者,本不想开方,但该学生再三相求,姑且勉力一试。因问该生其母详细病情,学生言其母平素肝气抑郁,情绪不畅,时胸闷。细思之,其母肝郁日久,邪气已由气分进入血分,以致气血同病。气滞血瘀,故上肢关节疼痛,因邪已入阴分,故疼痛至夜间转甚,与第 146 条之"支节烦疼"颇相吻合。遂与柴胡桂枝方略加辛温燥湿流通之品。

处方:柴胡 15g,桂枝 10g,黄芩 10g,太子参 10g,赤芍、白芍各 15g,葛根 30g,姜黄 10g,桑枝 30g,鸡血藤 30g,生姜 3 片,大枣 5 枚,炙甘草 5g。7 剂,每日 1 剂,水煎服。

隔周上课问及该生,其母服药后,疼痛已明显减轻,已能安然入睡,效不更方,仍以原方续服。

◎案　多发性脂肪瘤

潘某,男,30 余岁,保安。由一老患者介绍其来就诊。见其胸、背部、四肢大小不一的皮下肿块有十余枚,小的如蚕豆,大的竟与鹌鹑蛋相仿。性情较为急躁,余症不显,望其舌暗而苔腻,切其脉弦。细忖其身为保安,地位卑微,常受人气,久之肝郁气滞,气滞则水液不归正化,凝聚为痰;日久邪气入络,瘀血暗生,痰瘀互结,遂成痰核肿块。此证之形成肝郁气滞在先,痰瘀互结在后。所谓治病先治本,擒贼先擒王,疏达肝郁以断其源,涤痰化瘀以绝其后,软坚散结以破其凝。方用柴胡桂枝汤加减。

处方:柴胡 15g,桂枝 10g,黄芩 10g,赤芍、白芍各 15g,党参 10g,白芥子 10g,鳖甲 30g,玄参 15g,夏枯草 15g,浙贝母 10g,法半夏 10g,土鳖虫 10g,生姜 3 片,大枣 5 枚,炙甘草 5g。7 剂,每日 1 剂,水煎服。

1 个月后,患者始来,说 7 剂服完后,便在当地药店买药续服,已坚持服药 1 个月。身上小的肿块消失,大的肿块亦已变小、变软。又过 1 个月,电话来告,皮下肿块已消失十枚,仍以原方续服调理而愈。

◎案　脑血管瘤

陈某,男,30 余岁。一日由其父带至门诊,见其头部一血管瘤,色如草莓,大如鸽蛋,摸之柔软。曾至西医院求治,医生不敢行手术,劝其求中医诊治。诊病时,观患者容易激动,说话时脸面涨红,双手颤抖,语言不流畅,脉弦滑,余无异常。吾于血管瘤之治疗并无经验可言,但中医治病讲究辨证论治。细思,患者易激动、脉弦等症皆为肝郁化火所致,气郁则津凝为痰,血滞则瘀血化生,肝火与痰瘀相搏结于血脉,因致血管瘤。治以疏肝清热、化痰行瘀、软坚散结。方用柴胡桂枝汤加减。

处方:柴胡 15g,桂枝 10g,黄芩 10g,赤芍 15g,当归 10g,鳖甲 30g,牡蛎 30g,玄参 15g,夏枯草 15g,浙贝母 10g,法半夏 10g,土鳖虫 10g,水蛭 10g,生姜 3 片,大枣 5 枚,炙甘草 5g。14 剂,每日 1 剂,水煎服。

因家住偏僻山村,来往不便,在家坚持服药 2 月余,其父来告曰,血管瘤已基本消失。

◎案 抑郁症

章某,女,27 岁。自幼父母离异,性格孤僻。成年后至福州打工,其父母仍对其纠缠不休,向其索要生活费用。在外打工本就不易,加之父母经常冷嘲热讽,遂致心境低落已 3 年余,曾自杀未遂。刻下,心境低落,食欲极差,骨瘦如柴,乏力异常,动则汗出,交谈过程中,曾数言求死以解脱。方用柴胡桂枝汤加减。

处方:柴胡 15g,桂枝 10g,黄芩 10g,赤芍、白芍各 10g,当归 10g,郁金 10g,枳壳 10g,香附 10g,生晒参 10g,石菖蒲 10g,茯苓 10g,陈皮 6g,玫瑰花 6g,绿萼梅 6g,炒谷芽、炒麦芽各 10g,法半夏 10g,生姜 3 片,大枣 5 枚,炙甘草 5g。14 剂,每日 1 剂,水煎服。

二诊:情绪转佳,食欲好转,汗出减少,原方继服 14 剂。

三诊:情绪转佳,已无自杀念头,纳佳,体力增,体重亦有增加,原方剂量增大 3 倍,制成丸药,长期服用。《伤寒论》年代已久,书中不免存有疑点。我们学习时,不能轻易放过条文中的疑点,更不能望文生义,一定要对之进行深刻的分析,以求其真旨。只有这样,才能领会仲景辨证论治之精妙,从而更好地发挥经方在临床上的指导作用。

◎案 双手掌胀痛

某,女,58 岁。2013 年 8 月 20 日初诊。诉双手掌肿胀,疼痛 3 年余。多处求诊,各项检查结果均正常,病情时轻时重。曾服用多种非甾体抗炎药,补肝肾祛风除湿中药可暂时缓解疼痛。现双手掌胀痛,活动或拍打症状可缓解,自觉肿胀,疼痛,按压无凹陷,无红肿,但口苦,善太息,舌质淡、舌边有瘀点,苔薄黄,脉弦沉。中医辨证为枢机不利,经络气血营卫失和。治以畅枢机、解肝郁、调和经络气血营卫。方用柴胡桂枝汤加减。

处方:柴胡15g,黄芩12g,党参10g,法半夏10g,大枣10g,生姜3片,桂枝12g,白芍12g,炙甘草6g,桑枝10g,穿山甲6g。5剂,每日1剂,水煎服。

二诊:药后诸症明显减轻,精神愉悦,咽痛,舌质红,苔薄黄。中药守上方去党参加僵蚕10g。5剂,诸症悉平。

按 本案患者自觉双手掌肿胀、疼痛,但关节肌肉无红肿,按压无凹陷,主观症状多于客观体征,多年治疗不愈,必神伤,精神抑郁,郁久则气机升降失调,故口苦,善太息。肿胀、疼痛是经络不通、气血营卫不和所致。根据柴胡桂枝汤主治症状有"支节烦疼"的论述,及"少阳之为病,口苦、咽干、目眩也","有柴胡证,但见一证便是,不必悉具",故选用柴胡桂枝汤加味治疗,小柴胡汤和解少阳而能疏肝理气,用桂枝汤调和营卫而能通阳活血。穿山甲有活血通络的作用,《本草从新》云:"善窜,专能行散,通经络,达病所。"桑枝具有祛风湿,通经络,行水气之功,《岭南采药录》:"去骨节风疾,治老年鹤膝风。"《本草述》:"祛风养筋,治关节湿痹诸痛。"现代药理证实,两药皆具有抗炎作用。药证合拍,全方共奏畅枢机,解肝郁,调和经络气血营卫之功。

◎案　感冒后低热缠绵不愈

某,女,51岁,工人。2011年3月14日初诊。2周前因参加体育活动后汗出较多,复感风寒,出现恶寒,发热,肢节酸疼,鼻流清涕,体温38.7℃,自服克感敏、九味羌活丸治疗,恶寒减轻,体温下降,体温在36.8～38.2℃,患者自觉肢体酸困,恶风汗出,头晕口苦,食欲不振,鼻塞流清涕。续服克感敏、九味羌活丸罔效,改服银翘丸、桑菊感冒片亦无效而前来就诊。患者自感烦热则汗出,汗后又感恶风,口苦,肢体酸困,鼻流清涕,舌质淡白,脉浮弦。体温在36.8～37.2℃。中医诊断为感冒。辨证为太阳少阳并病。治以和解少阳、调和营卫、疏散邪热。方用柴胡桂枝汤加味。

处方:柴胡15g,黄芩15g,姜半夏10g,党参10g,大枣10g,桂枝10g,白芍

10g,炙甘草6g,辛夷10g,乌梅6g,生姜3片。3剂,每日1剂,水煎服。

二诊:服上药3剂后,除烦热汗出,口苦,恶风外,诸症皆愈。自诉基础体温偏低,体温高于36.5℃就觉烦热,口苦,平素动则汗出,易感冒,舌质淡,边齿痕,脉沉弦。治以和解少阳、益气固表敛汗。方用小柴胡汤合玉屏风散加味。

处方:柴胡15g,黄芩15g,党参12g,法半夏10g,大枣10g,生姜3片,炙甘草6g,黄芪30g,防风6g,白术10g,浮小麦30g。3剂,每日1剂,水煎服。

二诊:服上药3剂后,烦热,口苦,恶风除,活动时有少量出汗。嘱玉屏风颗粒坚持服用1个月善后。

按 患者素有肺气不足,卫气不固,平时易于外感。正气不足,祛邪无力,邪气易于留恋。活动后出汗多,玄府洞开,外邪乘虚而入,邪伤太阳,故恶寒发热,鼻流清涕,肢体酸困,自服克感敏、九味羌活丸等发汗解表药,使患者正气更虚,而引邪深入少阳,故口苦,低热缠绵不愈;表邪未尽,又入于半表半里,单纯解表则邪不去,攻里恐邪更深,取柴胡桂枝汤既可和解少阳、疏散邪热,又可调和营卫,扶正解表。初诊后,表证已解,少阳证仍在(烦热、恶风),故取小柴胡汤和解少阳,通畅气机,解郁除烦,玉屏风散益气固表敛汗治疗而愈。

◎案 三叉神经痛

某,男,57岁。2012年7月24日初诊。患三叉神经痛已3年,疼痛可因进食或洗脸时诱发,呈电击样或刀割样,口服卡马西平治疗,该药在开始服用时疗效较好,后疗效则逐渐下降,并且有头晕、困倦等不良作用。近来发作频繁,饮水甚至于说话亦可诱发,服卡马西平无效,转中医就治。患者左侧面颊疼痛呈电击样,左眼角跳痛,恶风,口苦,咽干,舌质淡,边瘀点,舌苔薄黄,脉弦紧。按中医六经辨证,当属少阳经所主,兼有营卫气血失和。方用柴胡桂枝汤加味。

处方:柴胡15g,黄芩12g,党参10g,姜半夏10g,大枣10g,生姜3片,桂枝10g,白芍10g,炙甘草6g,乳香6g,没药6g,延胡索10g。5剂,每日1剂,水煎服。

二诊:服上药5剂后,疼痛减轻,效不更方,续服10剂。

半年后复诉上次治疗后疼痛完全消失,此次因外出乘车风吹诱发,上方加葛根 30g,10 剂,水煎服而愈。

按 三叉神经痛以三叉神经分布区域的发作性的短暂剧烈疼痛为临床特点,与中医学"偏头痛"相似。其发作突然,变化迅速,痛处固定不移符合"风""瘀"的特点。《针灸甲乙经》曰:"少阳之脉,起于目锐眦。"《张氏医通》:"偏头痛者,其人平素有湿痰,加以风袭之,而郁久为火总属少阳厥阴二经。"究其病机往往是外邪侵袭,经络营卫气血失和,功能失调,经气不利,运行受阻,筋脉阻滞,不通则痛,久则挟瘀。用小柴胡汤舒利少阳经脉,桂枝汤调阴阳、理脾胃,调营卫、和气血。现代药理研究证实,桂枝有镇痛、镇静、抗炎作用。白芍所含的芍药苷有中枢抑制作用,可使肌肉松弛,还有抗炎、镇痛作用。柴胡及其有效成分柴胡皂苷有抗炎作用,亦具有安定、镇静、镇痛、解热之功效。乳香、没药具有活血定痛之功,《珍珠囊》:"定诸经之痛。"延胡索既能活血,又能行气,广泛应用于身体各部位的多种疼痛证候。诸药合用,气血和,经脉通,阴阳调,通则不痛。

◎案 不安腿综合征

某,女,55 岁,退休。2010 年 10 月 28 日初诊。患者平素自觉双下肢酸困,异常不适,无处可放,夜间及休息时加重,严重影响睡眠,每日必按摩小腿方可入睡,凌晨 2 点后稍缓解,双腿夜间怕凉,项背不舒,恶风,头皮疼痛,动辄汗出,口干口苦,喜饮,心烦,时有咽中不适,恶心欲吐,纳可,大便干,小便调,舌质红,苔白,根部略腻,脉弦细。辨证为太少合病、营卫不和。治以和解少阳、调和营卫。方用柴胡桂枝汤加减。

处方:柴胡 12g,桂枝 8g,黄芩 10g,竹茹 10g,党参 10g,生姜 10g,大枣 5 枚,白芍 10g,川牛膝、怀牛膝各 20g,木瓜 30g,小茴香 10g,薏苡仁 25g,陈皮 12g,制附子 12g(先煎),肉桂 4g。7 剂,每日 1 剂,水煎服。

二诊:服药后诸症减轻,项背发凉明显,恶风,纳可,大便干,舌质红,苔薄白,脉弦细。仍以柴胡桂枝汤为主方,服上药 1 个月后复诊,诸症痊愈。

按 不安腿综合征是以双下肢难以形容的感觉异常,患者被迫活动双下肢以减轻痛苦,常在夜间,休息时加重为临床特征的疾病,属于中医学"痹证""血痹""痉病""腿挛急"等病范畴。早在《灵枢》和《素问》中就有"胫酸""髓酸"的记载,《伤寒杂病论》中所描述的"血痹""痉病""腿挛急"等亦与本病的表现相似。明代薛己《内科摘要》中"夜间少寐,足内酸热。若酿久不寐,腿内亦然,且兼腿内筋似有抽缩意,致二腿左右频移,辗转不安,必至倦极方寐"的论述,更酷似本病。本病的外因为风、寒、湿诸邪客于经脉,致隧道不利,气血运行不畅,肌肉筋脉失于濡养,内因为正气不足,筋肉失养。本案患者由营卫气虚引起,营气虚则不仁,卫气虚则不用,营卫俱虚则不仁且不用。太阳营卫不和,日久传入少阳,但表邪留恋,正邪相争,筋脉失于濡养,邪壅太阳经络,故见双下肢酸软不适、项背不舒;营卫不和故汗出;少阳枢机不利,胆热犯胃,胃气上逆,故恶心欲吐。治以和解少阳、调和营卫,方选柴胡桂枝汤加减。方中加用川牛膝、怀牛膝强筋骨、木瓜舒筋活络,如《本草经疏》:"牛膝,走而能补,性善下行……主寒湿痿痹,四肢拘挛,膝痛不可屈伸者。"《本草正》中曰:"木瓜,得木味之正,故尤专入肝,益筋走血。"此两药用于治疗双下肢不适有特效。附子、肉桂温阳,并引药下行。诸药合用,共奏和解少阳,调和营卫之功,血脉合利,筋脉得养,诸症尽消。

二、多方合用

◎案

某,女,82岁。2009年11月26日初诊。主诉:反复腹胀、腹痛3年,再发2个月。现病史:患者于3年前无明显诱因出现腹胀,隐痛,大便稀或成细条状,在某医院经结肠镜检查诊断为结肠癌,予手术治疗,病理诊断克罗恩病,术后症状减轻。9个月前,患者又因腹胀在某医院经肠镜等检查,诊断为克罗恩病、不完全肠梗阻。经抗感染等治疗效不明显。2个月前,患者腹胀、隐痛等症加重,每日解稀水样便1~2次,每日仅进少量流质饮食。遂求中医治疗。症见:患者营养差,慢性消耗病容,形体消瘦,精神极差,少气懒言,右腹有长12cm的瘢痕,腹软,脐下压痛,无反跳痛,未触及包块,肝脾未触及,肠鸣音8次/分,舌暗,苔黄厚,脉细滑。血常规:白细胞(WBC)10.2×10^9/L,红细胞(RBC)3.07×10^{12}/L,血红蛋白(HGB)76g/L。大便常规:正常。腹部彩超示:轻度脂肪肝,余无异常。西医诊断为克罗恩病、不完全肠梗阻。中医诊断为腹痛。辨证为脾虚湿阻。入院时首诊医生予营养支持治疗,并以平胃散合二陈汤健脾化湿。入院当晚即发热至 39.1℃,经以布洛芬退热治疗,次日清晨热退,但夜间又高热,诸症无减轻,如此反复 4 天。考虑患者间歇高热,腹胀,腹痛,纳差,舌暗,苔黄厚,脉细滑等,符合柴胡证往来寒热,嘿嘿不欲饮食的特点,且有梗阻,故合柴胡桂枝汤、枳术丸加减。

处方:柴胡 20g,法半夏 10g,党参 10g,大枣 30g,干姜 10g,桂枝 10g,白芍 20g,厚朴 15g,枳实 10g,炒白术 15g,炙甘草 10g。

下午开始服药,嘱患者当晚服完 1 剂(分 2 次服)。当晚患者即无发热,次日查房患者诉已无腹胀、腹痛,思饮食,其后患者大便成形,每日 1 次,精神明显好转。第 3 日患者即可下地行走,腹软,全腹无压痛、反跳痛,肠鸣音 4 次/分;舌淡暗,黄厚苔已明显减少,脉细和缓。此后再未出现腹胀、腹痛,中药守方继服 6 剂,2 周后病情稳定出院。

按 患者入院时精神极差,不能起床,腹胀、腹痛不能缓解,并出现每晚间歇高热,舌暗,苔黄厚,脉细滑。符合柴胡证往来寒热、嘿嘿不欲饮食的特点,且有腹痛,故选小柴胡合桂枝汤;纳差,腹胀,梗阻,故合枳术丸。对小柴胡汤症状描述最具体的条文为《伤寒论》第 96 条:"伤寒五六日,中风,往来寒热,胸胁苦满,嘿嘿不欲饮食,心烦喜呕,或胸中烦而不呕,或渴,或腹中痛,或胁下痞硬,或心下悸,小便不利,或不渴,身有微热,或咳者,小柴胡汤主之。"少阳经循行于胸胁,少阳经气不利,则胸胁满。肝胆之气抑郁,表情则为嘿嘿。肝胆气郁,疏泄不利,故不欲饮食。按仲景之加减法,"若腹中痛者,去黄芩,加芍药三两"。《神农本草经》记载柴胡"主心腹肠胃结气,饮食积聚,寒热邪气,推陈致新"。柴胡气平,禀天中正之气,胆者,中正之官,相火之府,所以独入少阳胆经,气味轻升,阴中之阳,乃少阳也。其主心腹肠胃中结气者,心腹肠胃,五脏六腑也,腑共十二经,凡十一脏,皆取决于胆。柴胡轻清,升达胆气,胆气条达,则十一脏从之宣化,故心腹肠胃中凡有结气皆能散之也。柴胡得天地春升之性,入少阳以生气血,故主推陈致新也。因柴胡主心腹肠胃中结气,寒热邪气,推陈致新,克罗恩病之息肉样改变,属肠胃中结气,并造成梗阻,须柴胡以"推陈致新",故本病以柴胡为主药,切合病机。桂枝汤被认为是《伤寒论》众方之首,外能调和营卫,内能调和气血、脾胃,患者脾胃不和,故用桂枝汤以调和之。桂枝汤用芍药,小柴胡汤证腹痛亦加芍药,故芍药用量为桂枝两倍。

柴胡桂枝汤虽可开结,但本病非饮食及气机郁滞,而为有形之物阻结肠胃,故再加枳术丸。枳术丸为张元素所创,由《金匮要略》枳术汤变化而来,不同之处在白术倍于枳实,以补为主,现虽用汤剂,其意却是枳术丸之义。李东垣曰:"白术苦甘温,其甘温补脾胃之元气,其苦味除胃中之湿热,利腰脐间血,故先补脾胃之弱,过于枳实克化之药一倍……是先补其虚,而后化其所伤,则不峻利矣。"本案患者年老气虚,脾胃虚弱,故用柴胡桂枝汤之和解,枳术丸之补中缓攻,药虽平和,而奏捷效。故经方之应用,在于辨证准确,方证对应,则用平常之方药,亦可收到桴鼓相应之效果。

三、多法并用

赵国平教授应用柴胡桂枝汤的临证思路归纳为四条:一是虚人外感符合太少同病者;二是消化系统疾病符合木郁土虚者;三是痛症在太阳、少阳经络循行部位,且有发作性、痉挛性疼痛特点者;四是妇人月经病血海空虚,冲任失和者。

(一)太少同病,安内攘外

《伤寒论》第146条原文中"伤寒六七日"本为太阳病经尽向愈之时,若太阳病未解,又出现"微呕,心下支结"之少阳证候,应责之于机体正气不足,正邪相持而皆弱也,用柴胡桂枝汤为最佳选择。方中桂枝汤,外能调营卫,祛风邪,内能补脾胃,和阴阳;小柴胡和里解表,扶正托邪。两方相合,具安内攘外,太少两解之功。将其运用于妇人经期、老人及幼儿等虚人外感,日久未愈,或经常复发者,皆应手而效。

◎案 频发经期感冒

宋某,女,44岁。2012年7月14日初诊。患者诉多年来经期易患感冒,常觉疲惫,食后腹胀,现为经期第3天,昨日出现发热,干咳少痰,咽干,怕冷,人易疲劳,恶风,恶寒,时有双侧胁肋疼痛。症见:舌红,苔薄黄,脉细弦。方用柴胡桂枝汤加减。

处方:柴胡、黄芩、制半夏、桂枝、甘草、白术、浙贝母各 10g,党参、白芍、瓜蒌、生地黄、百部各 15g,大枣 20g,生姜 5 片。6 剂,每日 1 剂,水煎服。

随访服药 3 剂后诸症消失,坚持服完 6 剂,现逢经期已不感冒。

按 本案患者一发病即胁肋疼痛,是缘经期血室空虚,外邪直入少阳之地也,正与《伤寒论》第 97 条"血弱气尽腠理开,邪气因入,与正气相搏,结于胁下"的小柴胡汤证相合。发热与恶寒并见,太阳表邪未尽也。以上主证表明,本案是一个太阳少阳合病症,与 146 条的太少并病症发病经过虽异,但主证相同,故选用柴胡桂枝汤取效。加生地黄、百部、瓜蒌、浙贝母者,乃因患者兼有干咳少痰之肺阴虚表现;加白术则增强了运脾补中之功。太少之所以能同病,主要原因在于此类患者平素体质常呈肺脾不足之象,故临床应用此方治疗太少同病的外感发热,尚须兼补肺脾之虚。

(二)土虚木郁,辨明主次

细勘《伤寒论》第 100 条"伤寒,阳脉涩,阴脉弦,法当腹中急痛,先与小建中汤;不瘥者,小柴胡汤主之"的经文,柴胡桂枝汤还是一个疏木补土之剂,可广泛应用于木郁土虚的消化系统诸疾。清代吕震名《伤寒寻源》云:"盖阳脉涩,则中土已虚,阴脉弦,则木来贼土之象,腹中急痛是脾阳下陷,此时若用小柴胡汤制木,其如中土先已虚馁何?夫中土虚馁,非甘不补,土受木克,非酸不安,必先以小建中汤扶植中土,土气既实,若不瘥,再以小柴胡疏土中之木,用药自有先后,非先以小建中汤姑为尝试也。"小建中汤是桂枝汤倍芍药加饴糖而成,具有温建中气,扶土抑木之功效。土虚木克,关键在于土虚。故先用小建中汤温中补虚,扶土以抑木;若还未愈,再用小柴胡疏木以扶土,扶正以托邪可见以桂枝汤化裁的小建中汤和小柴胡汤均能疏木扶土,仅仅是侧重点不同罢了。那么以桂枝汤与小柴胡汤相合之柴胡桂枝汤就是一个疏木与扶土并重的方剂了。把柴胡桂枝汤应用于木郁土虚的慢性胃炎、消化性溃疡、慢性胆囊炎、胆石症等,每收佳效。

◎案 慢性浅表性胃炎

周某,男,33 岁。2012 年 5 月 19 日初诊。患者反复胃脘隐痛半年余,服制酸止痛药后症状可缓解。几个月前做胃镜提示慢性浅表性胃炎。凌晨 3~4 点发作,胃脘偏右隐隐不适,食后症缓。痛时,伴右胸胁部走窜性疼痛,可牵连至后背痛,喜温喜按,伴泛酸,嗳气后则舒,纳差,二便尚可,舌淡红,苔薄白,脉细弦。中医辨证为脾胃虚寒、肝胃不和。方用柴胡桂枝汤加味。

处方:柴胡、党参、白芍各15g,制半夏、桂枝、黄芩、生甘草、海螵蛸(先煎)、紫苏叶、延胡索、川芎各10g,大枣20g,生姜5片。6剂,每日1剂,水煎服。

二诊:服上药后50余日胃痛未作。近因饮食不慎胃痛再作,仍以柴胡桂枝汤6剂。

2012年11月10日因咳嗽来诊,了解到二诊后胃痛未再反复。

按 本案慢性浅表性胃炎的发作特点是:饥饿痛、隐痛,食后缓解,喜温喜按,为脾胃虚寒之征;疼痛部位偏右、痛时向胸胁及后背部走窜、嗳气后则舒,脉细弦,实为肝失疏泄之象,故用柴胡桂枝汤疏木扶土。加川芎、延胡索助其行气活血止痛;加紫苏叶以和胃醒胃;加海螵蛸以抑酸护胃。应用柴胡桂枝汤治疗消化系统疾病,临床应采取辨病与辨证相结合的思路,辨明木郁土虚之主次。肝胆疾患,重用柴胡、黄芩,并酌加茵陈、牡蛎、青皮、延胡索、佛手、金钱草等品以增强疏肝理气活血功效;脾胃疾患,重用党参、甘草、大枣甘温补土,兼以制酸、和中、止痛等对症处理。

（三）经络府腧,随经治痛

根据《伤寒论》第146条原文,柴胡桂枝汤本可治疗"支节烦疼"之痹痛,"心下支结"之胃脘痛。其治疗胃脘痛的辨证要点已如上述,若治疗四肢关节酸痛则须结合经络循行部位加以辨证。该方所治以太阳、少阳循行的四肢外侧、后侧及身体半侧、后侧疼痛为主。结合经络辨证、脏腑辨证,将其广泛应用于诸多痛症,如风湿关节痛、项背痛、偏头痛、痛经、脘腹痛等,效验俱佳。

◎案 血管神经性头痛

蔡某,女,53岁。2012年5月19日初诊。头痛20余年,呈阵发性,发作频繁,无明显诱因,每周发作几次,发作时间不定,在某医院诊断为血管神经性疼痛,每次头痛发作时服瑞普乐(尼美舒利片)100mg,可暂时止痛,但反复发作。常伴头晕,甚至晕倒,疼痛部位以双颞侧及额部为主,发作时恶心、呕吐。下肢静脉曲张多年,平时自觉下肢酸胀疼痛,食用姜红糖后不适减轻。

颈项僵硬不适(自诉 20 余年前坐月子时,头部淋过大雨)。行 CT 等检查无异常。症见:精神疲倦,舌红,苔黄,脉弦细,尺弱。方用柴胡桂枝汤加味。

处方:柴胡、黄芩、桂枝、制半夏、木瓜、怀牛膝、僵蚕、延胡索、甘草、川芎、天麻各 10g,白芍、瓜蒌、党参各 15g,大枣、葛根各 20g,生姜 5 片。6 剂,每日 1 剂,水煎服。

二诊:自诉服用 6 剂中药后,头痛、颈项僵硬等症状减轻,但出现大便干结,皮肤痒。仍以柴胡桂枝汤加味。

处方:柴胡、党参、白芍、生地黄、薏苡仁、草决明各 15g,制半夏、桂枝、黄芩、生甘草、干姜各 10g,大枣 20g。6 剂,每日 1 剂,水煎服。

三诊:诉近 3 周未出现头晕头痛,仍有过敏性皮疹,舌红,苔薄白,脉细数,效不更方,继服上方加当归、金银花各 10g,玄参 15g。继服 6 剂。

2013 年 3 月 2 日电话回访,头痛头晕未再作。

按 该患者血管神经性头痛缠绵 20 年。首诊时头痛部位在颞侧、前额、后项,涉及太阳、少阳、阳明三经,故用柴胡桂枝汤加葛根疏通三阳经络。加瓜蒌者,取《金匮要略》用瓜蒌桂枝汤治疗柔痉之意;加川芎、延胡索、僵蚕者,因其年深日久,须搜风活血,剔络止痛也;兼用牛膝、木瓜者,因其脚挛急也。二诊时虑瓜蒌于皮肤瘙痒不利,故去之;加草决明、天麻、薏苡仁以息肝风,祛湿邪;加生地黄以滋水涵木。三诊时合四妙勇安汤以凉血化瘀解毒,在巩固头痛治疗成果的同时,兼治下肢静脉曲张。守方守法,20 年顽疾竟瘳。小柴胡汤治疗发作有时之痛;桂枝汤因配伍芍药、甘草,缓急止痛效果较好,适用于痉挛性疼痛,则柴胡桂枝汤对发作性、痉挛性疼痛效果俱佳也。

(四)调理冲任,贵在冲和

小柴胡汤常用于治疗妇女月经先后不定期,以及月经前后诸症,如周期性反复出现发热、眩晕、乳房胀痛、泄泻、肢体浮肿、头痛、身痛、口舌糜烂、疹块瘙痒、情志异常等,相当于西医经前期紧张综合征,每获良效。用桂枝汤治疗冲任虚寒,月经后期,量少,亦多良验。若既有月经前后诸症,又有月经量少来迟,则常以柴胡桂枝汤取效。

◎案(经期眩晕)

彭某,女,23 岁。2012 年 5 月 22 日初诊。自诉经期眩晕 2 年余,经多方中西医结合治疗无明显改善。每次经期时恶心频频,甚至晕厥,伴口干、腹胀,大便不畅,平素易反胃,泛酸,舌质紫暗,苔薄白,脉弦细数。方用柴胡桂枝汤合生脉饮加减。

处方:柴胡、党参、瓜蒌、白芍各15g,制半夏、桂枝、黄芩、旋覆花(包煎)、生甘草、麦冬、五味子、厚朴各10g,大枣20g,生姜5片。6剂,每日1剂,水煎服。

二诊:腹胀、大便不畅、反胃、泛酸等减轻,仍口干,舌红,胃阴未复也。上方去旋覆花、瓜蒌、厚朴,加制香附10g、生地黄20g。继服6剂。

三诊:经期已无头晕,仍有胃脘当心而痛,每日下午下班前胃痛,泛酸,胃脘胀感明显,舌红,苔白,脉细。予一诊方去麦冬、五味子加黄连、紫苏叶、海螵蛸、制香附各10g,生地黄15g。继服6剂。截至2013年1月12日电话回访,患者诉经期再未出现头晕、胃痛等不适症状。

按 本案中的经期眩晕系宿疾,胃脘痛是新病,二者相互影响,病情较为复杂。观察三张处方,守柴胡桂枝汤治疗经期眩晕的思路始终未变。仅仅是根据胃脘痛等症状的消长,随证结合滋养胃阴,或辛开苦降,或制酸止痛,或行气消胀诸法而已。经过将近1个月经周期的调治,宿疾、新病皆愈。究其本案经期眩晕的原因可能是血海空虚,冲任失和,肝木无制,上扰清窍;恶心呕吐、泛酸、腹胀等亦因其肝木侮土,胃失和降也。柴胡桂枝汤中,桂枝汤调营卫,和冲任;小柴胡汤条达肝木,健脾和胃,合用之,与本案病情颇为熨帖。遇到产后妇女及围绝经期妇女出现类似病症时,运用该方效果亦佳。

第二章　柴胡桂枝汤方临证思维

第一节　临证要点

一、六经辨证

在六经辨证中,作为小柴胡汤和桂枝汤合方,柴胡桂枝汤治疗的是兼具小柴胡证和桂枝证特点的太阳少阳同病,其起因不论外感或内伤而发,只要具备了微呕、表不解、发热恶寒、心下支结和支节烦疼等症状既可使用。在其证候表现中,发热、微恶寒,支节烦疼,是太阳表证,风寒客于肌表的体现;微呕、心下支结,是少阳证的体现。在治疗上,太阳表证未解,自当解表和营;邪入少阳,则需和解,故用小柴胡汤与桂枝汤合半而投,以两解太少之邪。另根据六经经络循行部位,凡病症表现为太阳经和少阳经循行部位的,如颈椎病、肩周炎合并胆囊炎等。均可使用柴胡桂枝汤加味治疗,亦体现了六经辨证不离经络实质的特点。

二、脏腑辨证

《伤寒论》中,柴胡桂枝汤虽在为外感病立法,但在其组方的应用中,小柴胡汤是和解肝胆的主要方剂,桂枝汤在治疗脾胃疾病中有良好的疗效。且其病症描述中,心下支结、微呕、腹中卒痛等,亦是内伤疾病常见的症状。肝胆属木,脾胃属土。在生理状态下,肝木可以疏土,来协助脾胃运化精微;在病理状态下,肝胆木气横逆,克伤脾胃土气。一般二者一病俱病,难以截然分开。从柴胡桂枝汤其病机、治则和方药上加以引申,则可推而广之,柴胡桂枝汤用于治疗消化道、肝胆疾病等方面,均取得了良好的临床疗效。其辨证要点在于脾胃虚弱、肝气郁结而无明显的热象或伤阴表现。

三、气血辨证

柴胡桂枝汤由小柴胡汤与桂枝汤合方而成,在《伤寒论》中,小柴胡汤是治疗少阳病的主方,少阳病多郁,郁则气机不畅,结而不行,故小柴胡汤治疗气郁有独特之长。桂枝汤是调和营卫的主方,其主要功能在调和气血、调理阴阳。根据此思路,柴胡桂枝汤可被应用于气血同病、气滞血瘀之证。

第二节 与类方的鉴别要点

柴胡桂枝干姜汤为《伤寒论》中的经典名方,药物组成包括柴胡、桂枝、干姜、瓜蒌根(天花粉)、黄芩、牡蛎、甘草七味,专为少阳病兼气化失常而设,奏和解少阳,化气生津之效,用于治疗邪入少阳,三焦不利,津伤饮结的寒热错杂证及疟证偏于寒者。从古至今,特别是近年来,柴胡桂枝干姜汤被广泛地应用于临床,治疗范围不断扩大,以原方或加减方对许多疾病都有很好的疗效,且临床疗效较满意,因此受到诸多医家的推崇。伤寒教育家陈慎吾认为"少阳证而有阴证转机"皆可应用柴胡桂枝干姜汤;刘渡舟则认为本方既可清少阳之热、又可温太阴之寒,可治疗胆热脾寒证;史锁芳认为,紧紧掌握其太(阴)少(阳)合病、胆热脾寒、阴虚饮停的病机特点,即可放心用之。杨杰通过对文献进行总结,认为柴胡桂枝干姜汤证病位在少阳,其主要病机为伤寒汗下后,邪陷少阳,胆火内郁,枢机不利。邪入少阳,气机失常,胆火内郁,伤津耗液;汗下伤津耗液,苦寒攻下易伤脾阳;但肝胆气郁,横犯脾胃,致脾阳受损,健运失司;终成少阳不和,三焦失畅,脾阳不足,津液耗伤之证。

其主要病因为内伤杂病和外感；病机为少阳胆火内郁，兼太阴虚寒；治法为和解少阳，温脾散寒；方药功效为寒温并用，攻补兼施，既可和解枢机，又可温脾散寒。

柴胡桂枝干姜汤的配伍特点为寒温并用、虚实兼顾、和调脏腑，适用于治疗虚实、寒热错杂、阴虚留饮等病症。其临床应用范围广泛，以消化系统和呼吸系统更为常见，临床上只需抓住其核心病机太（阴）少（阳）合病、胆热脾寒、阴虚饮停的特点，抓住其常见主证：腹胀、下利、泄泻等，以其为基础加减，即可放心用之，常能获得意想不到的疗效。因此临床上抓住柴胡桂枝干姜汤的病机特点，灵活应用，可以不断拓展其应用范围，对临床多种疾病均能起到显著疗效。同时现代药理研究表明柴胡桂枝干姜汤具有镇静作用，能够加速睡眠，缩短清醒至进入睡眠的时间；动物实验研究表明，能够减轻雄性小鼠的记忆障碍、增加雄性小鼠下丘脑内乙酰胆碱的含量、能够影响脑内单胺类物质及其代谢，从而对神经类疾病有效。

柴胡加龙骨牡蛎汤是柴胡桂枝汤的另一首类方，其功效是和解清热，镇惊安神。主治往来寒热，胸胁苦满，烦躁惊狂不安，时有谵语，身重难以转侧等症状，用于治疗少阳病兼表里俱病之证。

第三节　临证思路与加减

一、和枢机解表邪

从《伤寒论》第 146 条来看，伤寒六七日，正是邪气欲传之时，医家于此时尤其要注意。发热、微恶寒为表证未解，营卫不和所致；支节烦疼为邪壅太阳经络，经气不畅使然；微呕，心下支节，乃因胆热犯胃，胃气上逆则呕，胃气不和则痞胀。综观脉证，是为太少合病，以小柴胡汤和解少阳，桂枝汤调和营卫，临床用以治疗太少合病，往往覆杯而愈，取效甚捷。若于临床加以变通,不仅以小柴胡汤与桂枝汤相合治疗少阳兼表证,亦以小柴胡汤与银翘散相合治疗温病之高热不退之证,亦取得较好的疗效。

二、理气机通血痹

观《伤寒论》第 146 条之"微恶寒""微呕",现行新世纪(第二版)全国高等中医药院校规划教材《伤寒学》解释为表邪已轻,故"微恶寒";少阳邪气亦不重,胆热犯胃程度较轻,故见"微呕"。此乃太少合病之轻者,故取小柴胡汤半量与桂枝汤半量相合而成方。可是如果真是太少合病之轻证,小柴胡汤就能解决,何劳柴胡桂枝汤之功。《伤寒论》第 101 条谓"伤寒中风,有柴胡证,但见一证便是,不必悉……",是言太阳病的患病过程中,假使邪已渐入少阳,已见部分小柴胡汤证的症状,便可用小柴胡汤和解少阳,条达枢机,以利太阳之"开",从而达到解表的作用。《伤寒论》第 230 条云:"……可与小柴胡汤。上焦得通,津液得下,胃气因和,身濈然汗出而解。"从条文来看,服小柴胡汤,可使人"身濈然汗出而解",正是由于小柴胡通过条达枢机以利太阳之"开",调畅三焦以利肺卫之宣通,从而达到发汗解表祛邪之作用的。可见小柴胡汤是能解表的。既然小柴胡汤能解表,那为什么 146 条之太少两感轻证不能以小柴胡汤以运转枢机,以除太少之邪气呢?而非得要加桂枝汤呢?另外,146 条其中一个症状颇令人疑惑,就是"支节烦疼"一症。考《说文解字》曰:"烦,犹剧也。"所谓烦疼,是言疼痛之剧烈。患者四肢关节疼痛难忍以致烦躁,绝非一般太阳病身疼痛所能比拟的,将之解释为是太阳病疼痛的轻症,很难让人信服。实因邪气已由少阳"气分"进入少阳"血分",气血痹阻以致"支节烦疼"。小柴胡汤为疏达气分之良方,但对于血分之痹阻,实难胜任。因此仲景以小柴胡汤疏通气机,加桂枝汤以通血络。民国期间江阴名医曹颖甫深得仲景之旨,对桂枝汤的认识有独道之处。他在《经方实验录》中说道:"桂枝能活动脉血者也,芍药能活静脉血者也……",桂枝、芍药是桂枝汤中的主药,可见桂枝汤实是活血通络的良方矣,正如曹颖甫在《经方实验录》中言道:"一言以蔽之……血运不畅而已。"由此可见柴胡桂枝汤不仅能解太少之邪气,还能理气机、通血痹,气血同调,实为治少阳气血同病的的对良方。临床抓"支节烦疼"一症,用该方治疗痹证等气血同病往往应手取效,这也是使用经方的思路之一。

三、振阳气解郁结

抑郁症是临床常见的病症,随着生活、工作压力的增大,抑郁症的发病率呈逐年上升之势。临床上,抑郁症的患者往往表现为心境低落、乏力、兴趣减退、思维迟钝等症,往往由于情绪的长期不良刺激,肝胆之疏泄失职所致。故临床上治疗抑郁症大多采用疏肝解郁法。然而在临床上观察到,抑郁症患者往往有重度乏力的症状,且有晨重暮轻的特点,这与少阳阳气主令之时甚相吻合。少阳阳气旺于寅、卯、辰三个时辰,是从 3 时至 9 时。正如《伤寒论》第 272 条云:"少阳病,欲解时,从寅至辰上。"当此之时少阳阳气升发,以供应人体所需。若少阳阳气不足,阳气升发无力,必致晨起乏力而至暮则减轻。因此温补少阳的阳气,也是治疗抑郁症不可忽视的环节。柴胡桂枝汤中桂枝汤实为温阳益阴的一张名方,其中桂枝、生姜辛温,合甘草之甘能化生阳气;芍药之酸与甘草之甘相合又能化生阴液。桂枝汤补阳之功为柴胡所领进入少阳,以起振少阳阳气之妙用。以此看来,柴胡桂枝汤又能疏泄肝胆,温振少阳,解郁除烦,临床用于抑郁症的治疗亦取得了满意的疗效。

第四节　临证应用调护与预后

柴胡桂枝汤的煎煮方法,以水七升,煮取三升,去滓,温服一升。没有"去滓再煎"的说法,张景岳说:"邪在太阳者,当知为阳中之表,治宜轻法;邪在少阳者,当知为阳中之枢,治宜和解,此皆治表之法也。"柴胡桂枝汤治疗太阳和少阳兼证。

第三章 临床各论

第一节 内科疾病

一、呼吸系统疾病

（一）感冒

流行性感冒（简称流感）属于中医"时行感冒""风温"的范畴，分别散见于温病的"风温""春温""暑温""湿温""伏暑""冬温"以及《伤寒论》中的"太阳病""阳明病""少阳病"各型中，多系气候反常，感受邪毒、疠气而发病。《伤寒论》中提出"太阳病，发热而渴，不恶寒者，为温病。若发汗已，身灼热者，名风温。"《肘后备急方》说"岁中有疠气，兼挟鬼毒相注，名曰温病"，《诸病源候论》中也提出"时气""温病"都是人感乖戾之气而生病，即认识温病的病因是一种特殊的致病因素——乖戾之气。明代吴又可根据实际的观察，并继承前人有关"乖戾之气"致病的病因理论，在其专著《温疫论》中提出温病的发生原因是六淫之外的一种特殊致病物质——"戾气"，对温病致病因素的特异性有了进一步的认识。由于历史条件的限制，当时人们还无法认识到病毒的存在，但已经认识到有些疾病是由我们肉眼观察不到的"乖戾之气"所引起，并将很多中药应用于防治流感。时至今日，临床上仍有很多方剂用于流感的防治，并取得良好的疗效。柴胡桂枝汤就是其中的代表方剂。

现代医学认为，流行性感冒是流感病毒引起的一种发病率高、流行广泛、传播迅速的急性呼吸道传染病。

中医学认为,长期的精神刺激或突发精神创伤且超出人体正常生理活动所能调节的范围,可引起机体阴阳气血及脏腑功能活动的失常,进而导致各种疾病的发生。《金匮要略·脏腑经络先后病脉证》有比较精确的认定:"千般疢难,不越三条:一者,经络受邪,入脏腑,为内所因也;二者,四肢九窍,血脉相传,壅塞不通,为外皮肤所中也;三者,房室、金刃、虫兽所伤,以此详之,病由都尽。"所谓内因,不外情志失调或饮食劳倦导致脏腑功能的紊乱,正气内虚,外邪乘虚而入。

医案精选

◎案

某,女,42岁,白领。患鼻痒、打喷嚏、鼻塞、流清涕1月余,遇寒则甚,无恶寒发热,无咳嗽胸闷,痰少,或有头痛、耳胀闷感、咽不适等伴随症状。体格检查:双侧鼻腔黏膜苍白,鼻甲轻度水肿,中下鼻道可见少量清稀分泌物附着,鼻咽未见粗糙隆起,咽后壁淋巴滤泡增生,扁桃体多无肿大,双耳鼓膜完整,标志尚清晰。曾在某医院接受抗炎、抗过敏及局部激素等药物治疗,虽时有缓解,但停药后不久即又复发,反复多次,久而不愈。方用柴胡桂枝汤加减。

处方:柴胡15g,桂枝15g,党参10g,炙甘草10g,法半夏15g,大枣15g,黄芩6g,白芍8g,生姜10g(自备)。

按 对于起病未超2个月的患者,其正气虽有不足,但尚未明显亏损,按照《伤寒论》中小柴胡汤和桂枝汤的立法原则,凡属表证者当以解外为法,若有虚损,可兼以扶正。而实际上柴胡桂枝汤就是一首既立足解表,又辅以实里的方剂,临床根据病情轻重缓急之不同随证加减,往往可获奇效。方中柴胡主入少阳,既能引领诸药入少阳之经,又擅祛散少阳之虚邪贼风;桂枝主入太阳,善散在表风寒,同时还可将由少阳驱逐至太阳之邪一并清除,故柴胡、桂枝两药合用共奏祛贼务尽之功,使肺气得宣,滞气得行,鼻窍得通,水液得运;党参善补脾肺之气,一可合大枣以实脾气,防止太阳风寒之邪向阳明传变,二可合柴胡、桂枝以助祛邪之力;方中炙甘草不可轻用,其承载与调和之功强大,3~5g不足以发挥其善载诸药、承前启后、承上启下之作用,唯重用之方可使"上焦之兵"得源,"建中之兵"得力,黄芩、桂枝寒热相合,桂枝、白芍散收相宜，柴胡、黄芩上下相称；法半夏燥湿化痰，涕多者当用量稍重，涕少者可酌减；黄芩乃善清肺热之品，若无明显热象，可稍稍与之，取其清肃之性，承柴胡、桂枝升发之性而运转机枢，虽可轻用但不可略无；白芍入肝经，主收敛，不可重用，防其收敛太过反致贼邪去之不尽，造成闭门留寇之嫌；生姜性味辛温，善散表化液，最适宜此种涕多清稀病症，取桂枝散在表之风寒，又能温化水液，除涕通窍。诸药合用，共奏通窍止嚏、祛痒收涕之功。

柴胡桂枝汤出自《伤寒论》，如果仔细拆解该方，会发现其实它是由小柴胡汤和桂枝汤共合而成：小柴胡汤寒温并用，攻补兼施，升降协调。外证得之，重在和解少阳，疏散邪热；内证得之，还有疏利三焦，条达上下宣通内外，运转枢机之效。桂枝汤外证得之，重在调和营卫，解肌祛风；又因肺主气属卫，心主血属营，故内证得之，还有调和气血，共济阴阳之力。柴胡桂枝汤以二方相合，故其功效当两方兼而有之。

按仲景原意，此方为少阳兼太阳表证之主方。其发热微恶寒、支节烦疼是太阳轻证；微呕、心下支结，是少阳柴胡轻证。因为太阳证尚未去尽，但又不似起病时那般严重，所以取桂枝汤减半；同时因为又出现了少阳经的症状，因刚入少阳病尚清浅，虽需和解少阳但用药不宜过猛，故小柴胡汤也减半用之，两方相合，取名柴胡桂枝汤，意在太阳少阳同解之。反之，若二证皆重，则可依原方药量相合，其大法无异。选用此方之所以常常取效，实是因为广州地处东南，近于赤道，"阳常有余，阴常不足"，故一年当中阳热之气候远较中原及北方时间为长，每年4月即开始炎热，直至11月下旬方消，原本因热而汗多者当表虚，最易受风寒侵袭，偏又昼日长期工作在空调环境下，致使汗液当发不发，内热当透不透，寒邪束缚肌表，肺气不得宣发，鼻窍不利，水液积聚故见鼻塞流清涕，同时因卫外之气不足致使鼻窍肌膜疏松，每于吸入冷空气时即有风邪乘机袭入于内，风淫作祟故见鼻痒难忍，喷嚏因此时作。因此，选用此方治疗之意义就在于既借小柴胡汤扶正又祛邪，同时又借桂枝汤祛风以解表，太阳少阳两经之风同搜，则风邪无所循行，必除之而后快，症状也会随之而立减。

（二）肺炎

◎案

李某，女，70岁。2008年2月17日初诊。主诉：发热伴咳嗽1周。症见:发热,咳嗽,咯痰,痰黄黏,不易咯出,伴全身酸痛,无汗,烦躁,舌质红,苔薄白,脉弦。体格检查:T 38.5℃,左肺底可闻及湿性啰音。血常规示:WBC $10.2×10^9/L$,N 80%。胸片示:左下肺炎。发病之初在外曾服用银翘散治疗,效果不佳来诊。虑其发病与伤寒条文相符,治以和解少阳、调和营卫、兼以化痰。方用柴胡桂枝汤加味。

处方:柴胡15g,黄芩15g,党参12g,桂枝10g,半夏10g,白芍15g,生姜3片,大枣10g,甘草10g,鱼腥草30g,桔梗10g,杏仁10g。5剂,每日1剂,水煎服。

服上药1剂后,体温下降,微汗出,烦躁缓解;2剂后,全身酸痛减轻,咳嗽减少;3剂后,体温完全正常;5剂诸症皆消,体温正常,无全身酸痛,未再咳嗽、咯痰,肺部体征消失。

按 此病属伤寒六七日,正寒热当退之时,仍可见发热之表证,更见烦躁,心下支结之里证,此太阳少阳之并病。故取桂枝之半,以解太阳未尽之邪;取柴胡以解少阳之微结。配以加减清热化痰宣肺之黄芩、桔梗、杏仁之药,而取效。更有现代研究发现本方有免疫调节作用。李治淮等观察本方对反复呼吸道感染患儿免疫球蛋白的影响发现,免疫功能降低,IgG亚类缺陷是反复呼吸道感染的重要因素。纠正IgG亚类缺陷状态,改善免疫功能可能是柴胡桂枝汤治疗该病的机制之一。

二、消化系统疾病

(一)胃病

在浩瀚博大的中医学中,脾胃学说对中医学的发展起了至关重要的作用。关于脾胃学说,最重要的是脾胃为后天之本和脾胃为气机升降之枢纽两说。特别是临床用药,莫不重视脾胃升降理论的指导意义。脾胃居于中焦,是人体气机升降运动的枢纽。脾胃健运,就能维持如《素问·阴阳应象大论》所说的"清阳出上窍,浊阴出下窍,清阳发腠理,浊阴走五脏,清阳实四肢,浊阴归六腑"的正常升降运动。《素问·五脏别论》曰"水谷入",则胃实而肠虚;食下,则肠实而胃虚。《灵枢·平人绝谷》曰"胃满则肠虚,肠满则胃虚,更虚更满,故气得上下。"水谷在脾胃消磨下化为精微和糟粕,精微化生气血,营养周身百骸,同时排出糟粕,是谓后天之本。而此种气化都在脾升胃降中得以实现的,故《临证指南医案》曰:"纳食主胃,运化主脾,脾宜升则健,胃宜降则和。"《类证治裁》亦云:"胃气以下降为顺,脾气以健运为能。"升降有序则脾胃功能正常。升降失常则胃疾乃作,即如《素问·阴阳应象大论》所说:"清气在下,则生飧泄;浊气在上,则生瞋胀。"即是脾之升清与胃之降浊功能不相协调而致病变。脾胃升降失常,直接引起中焦不和,现脘腹痞满胀痛之症,就是因为脾不升清,胃不降浊,中气壅滞不通所致。中气不升而反下陷,常见神疲肢倦而卧或久泄不止而脱肛;胃气不降而反上逆,常见呕恶嗳气而不思饮食。调理脾胃,抓住升降这个关键,就会收到事半功倍的效果,脾胃居于中焦,是人体气机升降运动的枢纽。《临证指南医案》说:"脾胃之病,虚实寒热,宜燥宜润,固当详辨,其于升降二字,尤为紧要。"因此调理气机升降是治疗脾胃病症的一个重要方面。

周学海在《读医随笔》中说:"升降者,里气与里气相回旋之道也;出入者,里气与外气相交接之道也。"升降与出入在病理上亦是互相影响,"升降之病极,则亦累及出入矣;出入之病极,则亦累及升降矣。"升降与出入关系密切。

卫气行于体表"温分肉,充肌肤,肥腠理,司开合"是其出入的结果,行于脏腑"熏于膏膜,散于胸腹"则是升降所致。既然营卫之气无二,则其升降出入运行方式之间必然互相影响。《素问·玉机真脏论》中就指出:"风寒客于人,使人毫毛毕直,皮肤闭而为热。"外感之郁(气滞),郁在肌表,郁在营卫出入受阻。由于营卫出入受阻,累及升降,所以才出现了鼻鸣、干呕、下利等脏腑升降不利的表现。故治疗外感病,《本草正义》谓:"麻黄轻清上浮,专疏肺郁,宣泄气机,是为治感第一要药,虽曰解表,实为开肺;虽曰散寒,实为泄邪。"解表是目的,透达营卫,开发腠理发汗是手段。《伤寒论》第166条"病如桂枝证",则可见营卫不和之发热、汗出、恶风等,一个"如"字可知非外邪所伤,只是营卫出入不利而已。临床感冒易挟滞,而伤食又容易感冒,都是出入升降不利互为影响的缘故。

"少阳为枢"的理论,属于三阳三阴六经开、合、枢内容之一,其原意是对少阳生理功能的概括,来说明少阳的功能特点有如枢机主运转而能够促进并调节太阳、阳明表里阳气的正常出入。小柴胡汤是通过调畅表里阳气的出入来起作用的,这可从服小柴胡汤后汗出而解得到证明。《伤寒论》第96条是兼有表证的治疗方法,用桂枝开表达邪。当然也寓有小柴胡汤无碍汗出的意思,不然的话,只可遵仲景所昭示的先解表,后治里的原则分步治疗。第146条太阳少阳病言柴胡桂枝汤而不言桂枝柴胡汤除了说明邪已内传少阳,急治少阳外,还有小柴胡汤可调畅气机出入,使营卫运行畅通,助桂枝汤解表达邪之意。第101条是小柴胡汤证误用下法,正伤较重,故见战汗而解,汗出是枢机复常的表现。小柴胡汤调出入以利升降可以从《伤寒论》原文的两个症状描述中得到较为圆满的解释。喜呕,呕是胃气上逆所致,但非为胃中有实邪,故不用像大黄甘草汤之类的降逆止呕药来治疗。此呕是少阳枢机不利,影响阳明胃气的出入运动,使胃气升降失常。故不降胃气,而散少阳之结。郁结开,则升降复常,呕自然止。不大便,第230条是出入与升降不利表现均等的证治,胁下硬满,出入不利;不大便而呕,升降不利。呕止便通的机制,仲景用"上焦得通,津液得下,胃气因和,身濈然汗出而解"来论述。此处言上焦,一是说明其治不在中焦,因为呕和不大便与中焦关系密切,是辨证论治,不是辨症论治。二是《黄帝内经》称"上焦开发,宣五谷味,熏肤充身泽毛"之论,故此处上焦有治外之意,也就是调畅气机之出入,所以言濈然汗出而解,不治大便而大便自通。从上述症状的分析中我们可以得出小柴胡汤证升降出入并调而以调出入为主。调出入却每每可使升降复常,这是中医整体观念的深刻内涵所在。柴胡桂枝汤能够在临床上屡起沉疴,也是在整体观念和辨证论治的指导下运用的。

消化性溃疡是常见的消化科疾病,与消化液,包括胃酸和消化酶等在消化道内分泌过量有关,也与患者的饮食生活习惯有关,导致本该消化食物的消化液腐蚀胃和十二指肠黏膜,引起黏膜损伤和溃疡。若消化液暂时受抑制而减少分泌,则溃疡部位可以愈合,但容易再次受损而引起疼痛反复发作。故临床表现出周期性反复发作的胃脘疼痛。若不积极治疗,则容易进一步引起穿孔、出血等,严重则危及生命,需要尽早治疗。

该病属于中医学"胃脘痛""吐酸"等范畴,认为主要病位在胃,胃为阳土,好润恶燥,主受纳、腐熟水谷的作用,以降为顺。而饮食不洁、嗜食生冷辛辣刺激之物,则容易引起胃气阻滞,胃失和降则痛。除胃外,还与脾、肝有密切关系。消化性溃疡为脾气虚弱,无力运化,则气机阻滞;或脾阳不足,寒自内生,胃失温养引而疼痛。属于久病,虽说中医有久病则虚之说,但实证者或虚实夹杂者也常见。霍振壮认为,除了长期饮食习惯不佳,脾胃虚弱外,情志的刺激也会导致肝胃不和,肝与胃失和,忧愁发怒则气郁,易伤肝,肝气横逆,必定克脾犯胃,导致气机阻滞;而肝气久郁不畅,则化火伤阴,导致瘀血内结,故缠绵难愈。综上所述对于本病的诊断主要在分清是虚还是实,在肝还是在脾。本病实者,多见发病不久,身体强壮,以胀痛或刺痛为主,进食后疼痛加剧,便秘;虚者,久病不愈,多见怕冷,以隐隐作痛为主,进食后胃痛减缓、便溏、气弱无力等。肝胃不和者,急躁易怒,大便干结,以间歇性胀痛为主;脾胃虚弱者,则与虚者的临床症状相似。治疗以理气和胃止痛为主,审症求因。

医案精选

◎案

某,女,67岁。2011年9月23日初诊。主诉:胃部胀痛不舒多年,加重1周。症见:胃部时痛,饭后背部胀,气往上走,嗳气后稍感舒适,偶感泛酸,口苦,纳少,大便偏稀,头晕,BP 178/95mmHg(1mmHg≈0.133kPa),舌淡红,苔白腻,脉弦滑。中医辨证为肝脾不和。方用柴胡桂枝汤加味。

处方:柴胡10g,桂枝10g,半夏10g,白芍20g,青皮15g,陈皮15g,黄连10g,干姜6g,佛手10g,焦山楂15g,焦神曲15g,焦麦芽15g,炒白术15g,茯苓15g,香附10g,川芎10g,菊花10g,薄荷10g,砂仁10g。6剂,每日1剂,水煎服,饭后0.5~1小时温服,每日2~3次。

二诊:服上药6剂后,自述服药后背部胀感已减轻,仅偶尔背胀,未感反酸,头晕,饮食可,二便调,食冷物后胃部不适加重,关脉弦有力,舌淡红,苔厚腻。前方减薄荷、菊花,加厚朴10g、苍术10g、枳壳10g。继服6剂。后随访述服药12剂后除偶感头晕外余症消失。

按 此证属肝郁脾虚、肝脾不和型胃痛,常因饮食不慎诱发或加重。后背为阳明经循行部位,胃脘痛可引起后背相应部位不适感。因肝郁不舒致木气横逆犯胃,故背部有胀感。胃以降为和,气机不利,胃气上逆故发嗳气,嗳气后气机得以舒畅故背部胀感减轻;肝郁乘脾,运化失司,大肠传导功能失职故大便偏稀;脉弦主肝主痛,脉滑主湿,肝郁脾虚湿盛故见脉弦滑。柴胡桂枝汤能调和肝脾。由于湿邪偏盛,故加白术、茯苓、砂仁健脾祛湿,兼气郁加青皮、陈皮、佛手、香附、川芎行气解郁;因高血压致头晕,加菊花、薄荷清利头目;饮食不佳,加焦山楂、焦神曲、焦麦芽消食和胃。复诊时据患者述药后胃部有冷感故去寒凉之薄荷、菊花,换以厚朴、苍术、枳实行气健脾。

◎案

某,男,43 岁。2011 年 8 月 1 日就诊。主诉:胃脘痛 4 天,自服西药无效来诊。患者述患十二指肠溃疡 3 年,每因感冒、饮食不节或情志不畅胃痛即发作。此次因感冒后胃痛加重,症见:胃脘灼痛,左胁肋不适,喜按,汗出,体温 37.5℃,微恶寒,头晕,口苦,时欲呕,乏力,不思饮食,大便 3 天未行,舌红,苔薄白,脉浮弦数。中医诊断为胃痛。辨证为少阳胆火犯胃,兼风寒在表。治以和解少阳、和胃止痛、解肌散寒。方用柴胡桂枝汤加减。

处方:柴胡 15g,黄芩 10g,清半夏 10g,党参 10g,桂枝 10g,炒白芍 10g,炙甘草 6g,生姜 3 片,大枣 4 枚。5 剂,每日 1 剂,水煎服,少量频服。

二诊:服上药 5 剂后,自述服药 2 剂后头晕、口苦、呕吐、乏力等症状明显减轻,体温正常,不恶寒,胃痛大减,饮食较前增多,服上药 4 剂后已无不适症状,食欲更佳,昨日服完 5 剂药,觉身体舒适,无不适感。嘱其以后饮食规律节制,加强锻炼。

按 本案患者患胃部疾患多年,因外感而加重,其胃脘灼痛,涉及左胁肋,头晕,口苦,时欲呕,脉弦数,为少阳胆火犯胃之证;汗出、脉浮是风寒表虚证的表现,故辨证为胆火犯胃兼风寒表虚证。柴胡桂枝汤以小柴胡和解少阳,清胆和胃,止呕散邪,桂枝汤解肌散风寒,且有抑木培土止痛之功效。

◎案

张某,女,61 岁。2007 年 9 月 2 日初诊。就诊时患者剑突下偏左侧疼痛已 4 年。曾因胆囊多发结石,胆囊炎,胆总管扩张多次手术未得根治,近日因剑突下疼痛加剧去西医院进行检查,西医诊断为慢性浅表性萎缩性胃炎伴轻度糜烂。前来求诊,诊时伴有口苦,疼痛嗳气后则舒,纳可,二便调,舌暗,苔红,中心黄腻,脉象沉细。四诊合参,辨证为肝胆脾胃不和。方用柴胡桂枝汤加味。

处方:柴胡 10g,黄芩 10g,法半夏 10g,桂枝 6g,白芍 12g,延胡索 12g,焦山楂 15g,焦神曲 15g,焦麦芽 15g,金钱草 30g,郁金 10g,木香 10g,枳壳 10g,虎杖 15g,甘草 6g,砂仁 6g,太子参 15g,蒲公英 30g。14 剂,每日 1 剂,分 3 次水煎服。

二诊:服上药 14 剂后诸症明显减轻仍偶有口苦,伴心下阵痛,口臭,眼睛干涩,舌脉同前,从症状分析病情化热之象偏重,痰热互结阻滞胸中遂守上方去桂枝、太子参、蒲公英,加党参 15g、黄连 6g、瓜蒌 15g、厚朴 10g。其间有感头眩晕则加川芎 10g、制香附 10g,病情至今稳定。

按　此证属肝气犯胃,肝胃不和型慢性胃炎。临床多从肝论治,常因情志因素而诱发或加重。情志不遂,郁怒伤肝,木郁不达,横逆犯胃,故加重。唐宗海说:"木之性,主于疏泄,食气入胃,全赖肝木之气以疏泄之,而水谷乃化。"又云:"肝为起病之源,胃为结病之所。"《灵枢·四时气》亦有"邪在胆,逆在胃"之论。肝失疏泄,气机阻滞,横逆犯胃,胃气不和,故发胃脘部疼痛,即所谓"不通则痛"。中医认为通则不痛,气血调和也;痛则不通,气血瘀滞也。胃脘部疼痛,归根结底多是气血不通造成的,故治以调畅气机、行气活血而止痛。肝主疏泄,喜条达,疏泄失常,肝失条达,胆汁外溢则感口苦,口臭。胃气上逆则伴嗳气,舌红苔黄乃肝郁而化热之象。故用柴胡桂枝汤疏肝理气,健脾和胃以止痛。其中加用延胡索、郁金、木香、枳壳以行气活血止痛。因患者伴有胆囊多发结石,故加用金钱草以利胆排石,兼以清热,因苔有黄腻之象,故加用砂仁以健脾燥湿,虎杖、蒲公英清热解毒。全方肝胆脾胃同治以奏调和肝胆脾胃,行气止痛之功效。如患者感胸闷,胸痛多为痰热互结则用柴胡陷胸汤以清热化痰,宣畅气机。方中柴胡、枳壳、白芍、甘草同用亦有四逆散的影子,四逆散亦为治疗肝气犯胃,肝郁脾虚型胃痛的代表方。

◎案

朱某,女,58 岁。2007 年 12 月 2 日初诊。就诊时胃脘痞胀不适,尤以食后为甚,伴右胸胁部走窜性疼痛,嗳气后则舒,大便偏稀,口干,舌红,苔薄白,脉弦细。四诊合参,辨证为肝郁气滞、横逆犯胃、肝脾不和。治以疏肝利胆、健脾和胃。方用柴胡桂枝汤加减。

处方:柴胡10g,黄芩10g,法半夏10g,桂枝10g,白芍15g,延胡索12g,砂仁6g,厚朴12g,茯苓15g,木香10g,炒白术12g,焦山楂15g,焦神曲15g,焦麦芽15g,太子参15g,甘草6g。7 剂,每日1 剂,分3 次温服。

二诊:服药7 剂后,胃脘部胀痛明显减轻,继服上方以巩固疗效。并嘱咐其患者饮食宜谨慎,不宜过饥或暴饮暴食,亦不宜食过冷过热之物,慎食辛辣、煎炸油腻等刺激性或坚硬的食物。《难经·十四难》曰:"损其脾者,调其饮食,适其寒温。"脾胃功能虚弱之人更应注意饮食的调理。

按 《伤寒论》曰:"少阳之为病,口苦、咽干、目眩也。"又云:少阳证,但见一证便是,不必悉具。故知本病属少阳无疑。常因饮食不慎而诱发或食后加重,《金匮要略》指出:食伤脾胃,《素问·痹论》亦有饮食自倍,脾胃乃伤之论。饮食不调,损伤脾胃,升降失常,气机阻滞,则胃脘痞胀不适。故本病亦属肝郁脾虚,肝脾不和型胃痛。胸胁乃肝经循行部位,走窜性疼痛乃气滞的表现。胃以降为和,气机不利,胃气上逆故发嗳气,嗳气后气机得以舒畅故胸胁疼痛减轻,肝郁乘脾,运化失司,大肠传导失职则大便偏稀。脉弦主肝主痛,脉细主虚主湿,肝郁脾虚湿盛故见脉弦细。方中柴胡桂枝汤调和肝胆脾胃,同上方相比,此证的湿邪偏盛,故用砂仁、厚朴、茯苓、白术以健脾祛湿。临床中运用此方治疗胃痛,权宜应变,效果良好。若伴有腹胀可加青皮、木香、枳壳理气导滞;若纳差则加鸡内金、焦山楂、焦神曲、焦麦芽,以消食和胃;若气滞日久,血行郁滞加丹参、赤芍;若伴有胆石症可加三金;若伴有胸闷胸痛可加瓜蒌;若伴有失眠可酌加炒酸枣仁、茯苓;若泛酸多者可选用左金丸、煅瓦楞子、海螵蛸、白及;有胆汁反流者加郁金、金钱草、木香等,若病有化热的征象则可考虑用柴胡陷胸汤加以治疗。

辛开苦降法是治疗脾胃病的一条重要法则,称"辛开苦降"而不是顺承脾升胃降的说法称"辛升苦降"有其特殊意义。虽然辛开苦降法源于仲师三泻心汤,即半夏泻心汤、生姜泻心汤、甘草泻心汤之开痞散结,但后世师其法扩大应用,对脾胃病疗效卓著,视辛开苦降法为治痞专法。应探讨其治疗脾胃病的真正机制内涵所在,不然会对治呕吐的黄连苏叶汤,治胃痛的栀子川乌汤、栀子豉汤的真正组方依据产生误解。三方中栀子川乌汤、栀子豉汤多用"火郁发之"解释,有一定的道理。但对黄连苏叶汤之呕吐则言"肺胃不和,胃热移肺,肺不受邪也"的开肺达胃来解释则有所不足,不如解释为表邪入里,渐扰及胃,出入升降俱不利,而表现为呕吐。用苏叶辛散调出入,黄连苦寒泄热以应胃之通降特性,所以呕吐止,何况后世应用黄连苏叶汤治疗胃疾,并不是以表证作为其应用依据。当然病机以湿热为主,这与治湿当宣散与渗利并调不谋而合,都是以调畅气机而见功。故"辛开苦降"法不仅用于痞证,对于胃肠疾患每多采用,而辛药不只干姜,苦药不只黄连、黄芩。针对不同病因、病机辨证应用,比单纯应用一种方法疗效显著,当然应用时有所区别,表现灵活,仲师重在示法,不是按书索药。

"调肝以和胃""调肺以治胃"是临床比较常用的两种治疗胃肠疾病的方法,往往以"见脾之病,当先调肝""肺主肃降,胃以降为和,肺与大肠相表里"来阐释其取效的机制。"见肝之病,当先实脾"是从发病学上得出肝病往往累及脾胃,脾胃与肝胆关系密切,属于未病先防、先安未受邪之地的范畴。中医有"少阳主枢""脾胃为气机升降之枢纽"的论述。两枢并存,有其特定的中医指导价值。根据"开""合""枢"的本来意义,"枢"的位置在中间,起枢转上下或内外的作用。"少阳为枢"是指少阳位居半表半里,枢转气之出入。脾胃居人体之内,位在中焦,枢转气之升降。升降出入的正常与否与两枢关系密切。虽然在一般情况下,出入往往与外联系,升降则言治内。但升降出入必须协调平衡,才能维持人体的正常生理状态。

(二)急腹症

柴胡桂枝汤在急腹症中的应用:在《外台秘要》"治心腹卒中痛者"的思想启发下,通过近些年来与西医合作的临床治疗实践,柴胡桂枝汤对以下几种急腹痛症有良效。①胆道蛔虫:突然发病,心下猝痛,喊叫,辗转烦躁,疼痛难忍,但有疼痛突然停止,须臾再发。不痛时如平人。部分患者可以轻度发热,微有往来寒热,多数患者有口苦、咽干、恶心呕吐,有时呕蛔,脉多弦紧,苔薄白或花,柴胡桂枝汤主之。②阑尾炎:初期多见右少腹部(偶有在左者)剧痛,或在脐部伴有恶心呕吐、食欲不振、往来寒热,痛时拒按,脉浮紧或浮弦,舌苔白滑,柴胡桂枝汤主之。至阑尾炎后期将愈,可以柴胡桂枝汤以巩固疗效。慢性阑尾炎,可以柴胡桂枝汤主方,灵活变通治之。③粘连性肠梗阻:多数患者有手术史,经常腹部阵发性疼痛,剧痛时有呕吐恶心,或腹胀,伴有肠鸣,自觉有气体在腹中乱窜,脉多弦紧,舌苔薄白,予柴胡桂枝汤。④消化性溃疡:最常见腹部疼痛,按之痛,不按亦痛,痛在饭后或饭前,多见吐酸,嘈杂嗳气,心下支满,胸胁不适,或呕吐,或大便黑,脉弦或紧,舌苔白或有黄膜,柴胡桂枝汤主之,大便黑者,当按远血论治。⑤急性胰腺炎:常见猝然腹痛,多位于上腹中部,可能偏左或偏右,或在脐周围,甚至满腹痛,腹痛为持续性,有时阵发性加剧,并常涉及左侧胁腹背部,得食痛甚,拒按,恶心呕吐,剧时腹胀,有时便秘或腹泻,发热微恶寒,少部分患者可以出现轻度黄疸,舌红苔白,脉弦紧,实验室检查:血及尿中胰淀粉酶相继增高,B超示胰腺肿大,柴胡桂枝汤主之。⑥一切原因不明之腹痛:症见心腹疼痛,无可寻原因,不可辨其寒热虚实者,柴胡桂枝汤主之。⑦急性化脓性腹膜炎:包括各种不同原因所致的腹膜炎、急性胆囊炎、急性胰腺炎胆道蛔虫、溃疡病疼痛及某些原因不明之腹痛、脓毒血症、髂窝脓肿、急性肠梗阻等,症见严重疼痛,发热微恶寒,不愿活动,不思饮食,呕吐苦水,腹壁发板,呼吸浅促,表情焦苦,脉弦而数,苔薄或厚或干,急给柴胡桂枝汤统治之。

柴胡桂枝汤治疗过敏性紫癜:患者皮肤出现皮疹,或呈荨麻疹样,或为出血点,或呈大片状,疹子分布在四肢及臀部尤甚,关节附近较多,对称。实验室检查:血小板正常,出凝血时间正常。又分关节型及腹型两种。关节型四肢苦烦,关节肿大,膝内痛而后才出现皮疹,脉象弦或紧,舌白,宜用柴胡桂枝汤。

病案举例

◎案

徐某,男,15岁,学生。心下突然疼痛2天。痛时拒按,喊叫,辗转不安,疼痛难忍,但疼痛可以突然停止,状若平人,须臾复发。发病逐日加重,口苦咽干,恶心呕吐,曾吐蛔虫两条,不欲饮食,大便稍稀,日2~3行,在当地卫生所治疗无效而来诊。症见:面色黄白,消瘦,神志清晰,唇内有米样白点满布,胆囊区压痛明显,舌质红,白花苔,脉弦。肝胆B超示胆囊内有条索状蛔虫。中医诊断为蛔虫病。西医诊断为胆道蛔虫。给予输液抗菌及止痛治疗

2 天,效果不好。据脉症辨为柴胡桂枝汤证。即采取通三焦和营卫之法,用柴胡桂枝汤 3 剂而痛止,痊愈出院。

◎案

刘某,男,66 岁,工人。少腹痛 12 小时。突然发生右少腹持续性剧痛,阵发性加剧,呕吐 4～5 次,不能食,寒热往来,痛时拒按,腹不胀,大便 2 次,质软,有矢气。症见:面微赤,痛苦面容,营养发育均可,皮肤微热,腹平软,右下腹压痛,反跳痛,阑尾穴压痛。舌苔白滑,脉弦紧。血常规:WBC 14.5 × 10^9/L。B 超示:阑尾肿大。西医诊断为急性阑尾炎。中医诊断为腹痛。因患者不愿手术,故服中药为主,根据辨证施治精神,予柴胡桂枝汤 2 剂而寒热除、呕止、疼痛局限阑尾处。加减再进 2 剂而疼痛止,能食,继服 3 剂而收功。

◎案

李某,男,15 岁,学生。右下腹痛 8 天。8 天前饮食后,突然感到上腹不适,支满,继而全腹痛,逐渐转移至右下腹部,疼痛呈阵发性加剧,恶心呕吐,食欲减少,大便稀,小便少。曾在当地卫生所治疗,腹痛仍阵发性加剧,并感右下腹有一肿块,疼痛拒按,弯腰捧腹。症见:面微赤,表情痛苦,腹部平坦,右下腹稍有隆起,腹壁紧张,可摸到一个 10cm×12cm 的包块,拒按,不移动,肤热,舌质红,白苔,脉滑数。查血常规:WBC 19×10^9/L。B 超示:阑尾周围脓肿。西医诊断为阑尾周围脓肿、局限性腹膜炎。中医诊断为肠痈(脓成)。患者及其亲属拒绝手术,以中医保守治疗为主。辨证为柴胡桂枝汤证,投 3 剂柴胡桂枝汤,且加大剂量,腹痛减轻,呕吐止,饮食渐增,脉渐转弦,但右下腹仍有一个 10cm×10cm 包块,压痛不明显,加减再进 3 剂,痛止,食欲正常,二便如常,以此方加减再服 10 剂而收功。

◎案

孙某,男,60 岁,农民。患者为持续性腹部疼痛,阵发性加剧,腹部逐渐膨胀,呕吐,无大便,无矢气。体格检查:神志清晰,表情痛苦,不愿活动,肠型可见,触之软,压痛不明显,舌质红,苔薄白,脉象弦紧。腹部透视:肠胀气及液平。患者拒绝手术。西医诊断为粘连性肠梗阻。中医诊断为腑气不通、三焦不利。以中医治疗为主,配合输液。中医辨证为柴胡桂枝汤。即用大剂量柴胡桂枝汤 1 剂后大便通,腹胀、呕吐减轻,能进食,但仍感腹部微痛,不更方,再服 6 剂,腹痛止,自述无所苦,7 日而治愈出院,后以活血行气为主善其后,随访 1 年未复发。

◎案

胡某,女,23 岁,农民。四肢起红斑疹 1 个月。1 个月前,感全身无力,四肢烦疼,心下支结疼痛,随之四肢起红斑疹,大便色黑,小便正常,白带多,月经 20 天 1 次。症见:面色淡白,皮肤稍热,四肢散在密集之丘疹样红斑,两肢体对称,紫斑处按不褪色,舌质红,苔白,脉弦。实验室检查:血小板、出凝血时间、尿常规、肾功能正常。西医诊断为过敏性紫癜症、肠出血。中医诊断为紫斑症。西医给予 654-2 及糖皮质激素等药物治疗后,疼痛不止,斑点消后又发,缠绵反复,后用中药治疗,根据脉症辨为营卫不和、三焦不通之柴胡桂枝汤证。投柴胡桂枝汤 5 剂,腹疼止,四肢如常,食味渐复,二便正常,但紫斑消退甚慢,并有轻微心慌,舌红,苔少,脉虚。改服六味地黄汤加三七 3g 冲服,以补水救火,6 剂紫斑尽退,痊愈出院。

按 柴胡桂枝汤虽然治疗广泛,但也必须严格适应证,只要病在少阳,且有太阳之残余,发热微恶寒,心下支结,微呕,口苦咽干,四肢拘急或麻木,或三焦不通,或腹中急痛者,称之为柴胡桂枝汤证。与西医合作治疗急腹症,一般包括现代医学所说的急慢性胃炎、胆道蛔虫、溃疡病、急慢性胰腺炎、急慢性阑尾炎、急性化脓性腹膜炎等,用柴胡桂枝汤治疗,皆显奇效。在临床上,柴胡桂枝汤的应用主要遵循三个原则:①柴胡桂枝汤必须与诸方配合使用。秦伯未老先生说:我们并不反对一病一方,每一个病都有主症主因,当然有主方,问题在于一个病包括许多证候,不止一个主方,必须通过辨证,定出治则,然后引用。因此,还必须和诸方配合使用,才能收到预期效果。②严格掌握剂量,坚持治疗方针。张景岳云:"药不及病,则无济于事,药过其病,则反伤其正而生他患矣。"言病有不同,方有大小,纵然辨证确切,如剂量掌握不当,效果一样会受到影响。在临床探索中,剂量加大,效果可以加倍。另外,还要根据患者的年龄、性别、体质及发病季节的不同,病邪的各异来裁定。体壮邪盛者,柴胡、桂枝加量,弱者及小儿宜减量。最大量用到 4 倍于常用量,无任何不良反应。坚持治疗方针,只要认准是柴胡桂枝汤证,1 剂不效,继服 2 剂。因用量小,可能症状不减反增,这时应加重剂量,或原量继续服用,若临病畏惧,不敢坚持,也一样不能取得好的疗效。③使用加减要有原则,不可拘泥于病名。病有变化,药有加减。冉雪峰老先生曾说:(治病)要之在方剂,则活法之中有定法;在加减,则定法之中又有活法。秦伯未老先生亦说:症状有出入,必须要加减,加减亦有法则,不是无原则的灵活。因此,有是病则用是药。在柴胡桂枝汤的加减中都是依照原则的,如柴胡桂枝瓜蒌汤,具有柴桂证,又有心下郁满,大便微干的症状,那就不是柴胡桂枝汤力所能及了。非加瓜蒌以荡涤心胸中郁热垢腻,润下利肠不可,故加瓜蒌,其他皆如此。中医治病,不可不重视病名,但也不可拘泥于病名,主要应该根据四诊八纲,参之六经,灵活机敏,辨证施治。如柴胡桂枝汤证,有时出现在胆道蛔虫病中,有时出现在溃疡病、急慢性阑尾炎、急慢性胰腺炎病中,诸病皆可用柴胡桂枝汤取效。用柴胡桂枝汤也不能完全治好。再如"炎"症,不光有阳证,亦有阴证,如阑尾炎中的大黄附子汤证,大黄附子汤,由附子、细辛、大黄构成,同煎一次服,用大黄者,不求其苦寒清热,故为同煎,邪轻者,用量小,主要是借其推荡之力,与附子、细辛配伍,以达温通之目的,若妄投寒凉,定会使寒者更寒。充分体现中医同病异治,异病同治要旨。

(三)胆囊炎

◎案

姜某,女,82 岁。2009 年 4 月 26 日初诊。主诉发热呕吐,胁痛 3 天。患者 3 天前出现上述症状,B 超显示:胆囊炎、胆结石。血常规示:WBC 11.8 × 10^9/L,N 82%。肝功能示:ALT 132IU/L。诊断胆囊炎、胆结石,胆囊炎引起肝损害。给予抗炎补液对症治疗 3 天后,症见:低热,胁痛,不思饮食,进食米汤后恶心,全身酸痛,大便干结,2 日 1 行,舌淡暗,苔白腻,脉细弦。方用柴胡桂枝汤加减。

处方:柴胡20g,黄芩10g,党参15g,桂枝10g,半夏10g,白芍15g,胆南星10g,茯苓30g,枳实10g,郁金10g,大枣6g,甘草10g,生姜 3 片。7 剂,日 1剂,水煎服。

服上药 3 剂后,症状缓解,7 剂后诸症皆消,复查血常规、ALT 正常。

按 本病是以少阳病为主,兼有营卫不和,用本方寒温并用,攻补兼施,升降协调,重在和解少阳,疏散邪热,疏理三焦。加用胆南星、茯苓、枳实、郁金之品,兼有行气化湿之效,共用奏功。现代研究发现柴胡桂枝汤可抑制内毒素引起的肝血流量减少,并可能通过改善血流抑制肝内循环障碍及肝细胞损伤;通过抑制胃黏膜血流量的减少保护胃黏膜,抑制肠道因缺血-再灌注所致的肠道自身损伤,抑制内毒素的吸收,从而改善肝内循环障碍。

三、风湿性疾病

类风湿性关节炎

◎案

陈某,男,72岁。2009年11月初诊。主诉:双手近端指间关节红肿疼痛1周。症见:烦热,微恶寒,双手近端指间关节红肿疼痛,关节屈伸不利,情绪不畅,食欲不佳,舌红,苔薄白,脉细弦。既往患者有类风湿性关节炎病史,病情相对稳定,本次发作前有受凉史。方用柴胡桂枝汤加减。

处方:柴胡20g,黄芩15g,桂枝10g,清半夏10g,白芍20g,甘草10g,忍冬藤15g,片姜黄9g,生薏苡仁15g,络石藤15g,香附6g,生姜1片。日1剂,水煎服,日2次。

服药7剂后复诊,烦热、恶寒已去,关节红肿疼痛、屈伸不利减轻,情绪改善,食欲转佳,舌脉同前。继服7剂,红肿疼痛消失,症状改善。

按 类风湿性关节炎属中医"痹证"范畴,其病因复杂,非独外感风、寒、湿、热邪气所致,亦可单独因情志郁结,饮食不节,禀赋不足,年高肾虚所致。治疗上多以或清热解毒,或补肾蠲痹,或祛风活血为主。治疗中应注重气血调和,本案患者为类风湿性关节炎活动期,有外感之诱因,及支节烦疼。少阳枢机不利,疏泄失常,则气机不畅,血行受阻而发生关节疼痛,加之有外感之表证,虑及于此,方用柴胡桂枝汤加减以燮理少阳,调和营卫;加用忍冬藤、片姜黄、络石藤等药清热活血止痛而奏效。实验研究亦证实本方有解热、免疫调节的作用。

第二节　外科疾病

（一）神经根型颈椎病

◎案

李某,男,35 岁,干部。2010 年 2 月 12 日初诊。主诉:颈肩部疼痛伴右上肢麻木 3 个月。患者于 3 个月前受凉之后出现颈肩部疼痛,转侧不利,伴右上肢麻木,无名指和小指尤甚。常与头部活动、姿势有关。在某医院诊断为神经根型颈椎病。给予针灸、推拿、静脉滴注红花注射液及外敷膏药等治疗,疗效不甚满意。体格检查:C_6、C_7 棘突右侧 1cm 处压痛,右侧臂丛神经牵拉试验(+),椎间孔挤压试验(+),霍夫曼征(−)。颈椎 MRI 显示 $C_{4～5}$,$C_{5～6}$ 椎间盘突出;颈椎生理曲度变直。症见:颈肩部疼痛,转侧不利,伴右上肢麻木,无名指和小指尤甚,头部转动时上述症状加重;并见纳差,舌苔薄白,脉弦细。西医诊断为神经根型颈椎病。中医辨证为太少合病。治以和解少阳、调和营卫。方用柴胡桂枝汤加减。

处方:柴胡 10g,黄芩 10g,半夏 15g,党参 15g,桂枝 15g,白芍 30g,全蝎 6g,葛根 10g,生姜 10g,大枣 10g,甘草 10g。6 剂,每日 1 剂,水煎早、晚分服。

服上药 6 剂后症状减轻,效不更方,继续服上方 30 剂,诸症消失,治疗期间配合颈椎保健操行功能锻炼。

按 本案患者颈项部为足太阳膀胱经所过之处,颈肩部疼痛及小指麻木与手太阳小肠经循行路线基本吻合,而无名指属于手少阳三焦经所过之处,故辨证为太少合病,运用柴胡桂枝汤和解少阳,调合营卫;加全蝎搜风通络、止痛,葛根生津液,舒经脉,为颈项部疼痛的专药,切中病机,病自可愈。

（二）肩关节周围炎

◎案

朱某,男,50岁,司机。2009年5月25日初诊。主诉:左肩疼痛2个月。曾予针灸、火罐、内服中药(以补肾壮骨药为主)等治疗,疗效欠佳。近日病情加重,夜间尤甚,不能入眠,肩部活动受限,伴口苦、纳差。体格检查:左肩关节无红肿,肩关节后半部压痛明显;前屈50°,外展70°。肩关节MRI示肩关节未见异常。症见:左肩关节疼痛,以肩的后半部为主,活动受限,伴口苦、纳差、眠差,舌质紫暗,苔薄白,脉弦细。西医诊断为肩关节周围炎。中医辨证属太少合病。治以和解少阳、调和营卫。方用柴胡桂枝汤加味。

处方:柴胡10g,黄芩10g,半夏15g,党参15g,桂枝15g,白芍30g,全蝎6g,蜈蚣1条,姜黄10g,首乌藤15g,连翘10g,生姜10g,大枣10g,甘草10g。5剂,每日1剂,水煎分服。

肩痛见缓,继服上方,并配合功能锻炼,40天病愈。

按 本案患者肩关节疼痛,以肩的后半部为主,此患者的发病部位恰好是手太阳小肠经和手少阳三焦经所过之处,口苦、纳差、苔薄白、脉弦细为少阳病之症,故辨证为太少合病。运用柴胡桂枝汤和解少阳,调合营卫;加全蝎、蜈蚣息风止痛、通经活络,姜黄活血化瘀,连翘清热消食。诸药合用,共奏和解少阳、调和营卫、活血化瘀、通经止痛之功。

（三）腰椎间盘突出症

◎案

邓某,女,38岁,司机。2008年12月18日初诊。主诉:反复腰腿痛5年,加重3周。3周前因弯腰拾物用力时,突感腰部剧烈酸痛,难以忍受,伴左下肢麻木放电感,活动行走困难。CT显示$L_4 \sim L_5$椎间盘突出;$L_5 \sim S_1$椎间盘膨出。在某医院予以甘露醇脱水、红花注射液活血化瘀,内服身痛逐瘀汤等治疗,症状缓解出院。为求进一步诊治,遂来医院。症见:左大腿后侧、小腿后侧及前外侧疼痛,咳嗽时加重,伴口苦、咽干、纳差,大小便未见异常。舌淡,苔薄白,脉弦细。体格检查:$L_4 \sim L_5$棘突旁2cm处有压痛,左侧直腿抬高试验60°（＋）及加强实验（＋）。西医诊断为腰椎间盘突出症。中医辨证为太少合病。治以和解少阳、解肌祛风。方用柴胡桂枝汤加减。

处方：柴胡10g，黄芩15g，半夏15g，党参30g，桂枝10g，白芍30g，全蝎6g，蜈蚣2条，甘草6g，大枣10g，生姜10g。5剂，每日1剂，水煎服。

二诊：服上方5剂后，下肢疼痛有所缓解。自感腰酸，乏力，上方加川续断15g、桑寄生15g、黄芪30g。继服6剂。

三诊：上述症状基本消失。继二诊处方继服6剂，以巩固疗效。

来电诉腰酸及下肢疼痛症状全部消失。3个月、6个月后随访无复发。

按 本案患者左下肢后侧疼痛，与足太阳膀胱经的循行路线基本一致；小腿外侧疼痛，与足少阳胆经的循行路线基本一致，口苦、咽干、纳差为少阳病之象，故中医辨证为太少合病，以柴胡桂枝汤加减。方中柴胡、黄芩、半夏、党参、甘草、生姜、大枣为小柴胡汤组方，功能和解少阳；桂枝、白芍、甘草、生姜、大枣为桂枝汤组方，功能祛风解肌，调和营卫；全蝎与蜈蚣同用通经活络，止痛。诸药合用，共奏和解少阳，解肌祛风、通经止痛之功。

颈椎病、肩周炎、腰椎间盘突出症为骨伤科的常见病、多发病。《灵枢·经脉》曰："小肠手太阳之脉，起于小指之端，循手外侧上腕……上循臑外后廉，出肩解，绕肩胛，交肩上……膀胱足太阳之脉……其直者，从巅入络脑，还出别下项，循肩髆内，挟脊抵腰中……其支者，从腰中下挟脊，贯臀，入腘中……从髆内左右，别下贯胛，挟脊内，过髀枢，循髀外从后廉下合腘中，以下贯踹内，出外踝之后，循京骨，至小指外侧……三焦手少阳之脉，起于小指次指之端，上出两指之间，循手表腕，出臂外两骨之间，上贯肘，循臑外上肩，而交出足少阳之后……胆足少阳之脉……其直者……下合髀厌中，以下循髀阳，出膝外廉，下外辅骨之前，直下抵绝骨之端，下出外踝之前，循足跗上，入小指次指之间。"

由此可见，颈椎病与太阳经脉、手少阳三焦经密切相关；肩周炎与手太阳小肠经及手少阳三焦经密切相关；腰椎间盘突出症主要与足太阳膀胱经及足少阳胆经有关。上述疾病虽各异，但都符合太少合病的病机，故都予柴胡桂枝汤加味和解少阳、调和营卫、通络止痛，切中病机，效如桴鼓。充分体现了中医灵活的辨证思想及异病同治的治疗法则。临证须谨守病机，遵循中医辨证论治的原则，熟悉疾病的演变过程，掌握经方的配伍规律，做到效不更方,不被现代医学病名诊断所束缚,更不要被现代中药药理研究所禁锢,始终坚持张仲景所倡导的"观其脉证,知犯何逆,随证治之"的观点,为经方的进一步推广应用做出贡献。

第三节　其他

(一)焦虑性疼痛

焦虑是一种对未来危险的担心,是一种强烈的、令人痛苦的紧张和不安的感觉,它的对象是模糊的、不特定的、无形的、未被认识的危机和困难,通常焦虑会伴随着过分的担忧和躯体的不适。所有人都会有焦虑的状态,其同我们能够识别的情绪状态一样常见,是人们日常生活的一部分。焦虑症是一种以焦虑情绪为主要临床相的神经症。其焦虑症状是原发的,并非由实际威胁所引起,其紧张程度与现实情况很不相称气凡继发于妄想、疑病症、强迫症、抑郁症、恐惧症等的焦虑都应诊断为焦虑综合征,而不应诊断为焦虑症。

本病属中医学"周痹""气痹""痛痹"等范畴。如《灵枢·周痹》云"周痹之在身也,上下移徙,随其脉上下,左右相应,间不容空……此内不在脏,而外未发于皮,独居分肉之间,真气不能周,故命曰周痹",说明其病机是真气不能周行于分肉之间。《中藏经》亦云"气痹者,愁忧思喜怒过多,则所结于上……宜节忧思以养气,慎喜怒以全真"。《医学入门》亦云"周身掣痛者,谓之周痹,乃肝气不行也"。它们指出本病多因情志失调、忧思郁怒,致使肝失条达、肝气郁结、气机不舒、血行受阻、脉络瘀滞,进而周身疼痛。治以疏肝理气、活血通络,从而达到改善患者心情和止痛作用。临床中,长期运用经方治疗风湿病,发现本病症状颇似柴胡桂枝汤的经旨:"伤寒六七日,发热,微恶寒,支节烦疼,微呕,心下支结,外证未去者,桂枝柴胡汤主之。"本病除肌肉关节疼痛,还有大量的精神情绪方面症状,失眠、焦虑、疲乏憔悴、食欲不振等。故和解少阳、疏利肝胆在本病中占有重要地位。本方是桂枝汤与小柴胡汤的合方,桂枝汤能调和营卫;小柴胡汤和解少阳,内外表里兼治。刘渡舟善用经方治痹,他认为,柴胡桂枝汤对于四肢关节疼痛、夹有肝气、胸胁苦满、脉见弦者适用。同时,煅龙骨、煅牡蛎也为治疗本病的必要药物,特别是对于易惊、易怒者尤为适宜。原文中的"支节烦疼"的症状也和本病颇为暗合,不仅是肌肉关节的疼痛,更有心烦意乱、情绪不稳之意,故选用柴胡桂枝汤治疗甚为妥帖,疗效显著。

医案精选

◎案

张某,女,50岁。2006年8月初诊。2003年初因卵巢囊肿接受切除术,近来出现全身乍寒乍热,颜面阵阵烘热,随即汗出,颈以上为甚,夜间手足心发热,心烦,口苦,咽干,眠差,头晕,面红似妆,舌淡红,苔薄白,脉弦细。如此发病,每日三四次,苦恼不堪,难以正常工作。在某医院诊断为更年期自主神经功能紊乱,试予雌激素治疗,因药物反应严重,后服知柏地黄丸、逍遥丸等,效果不佳,遂来求诊中医。症见:症状如前,舌淡红,苔薄黄,脉弦无力。辨证为肝肾不足、营卫不调、邪郁少阳、气机郁滞。方用柴胡桂枝汤加减。

处方:柴胡10g,桂枝10g,太子参10g,黄精10g,白芍10g,黄芩8g,生龙骨30g,生牡蛎30g,炙甘草6g,生姜3g,大枣3g。7剂,每日1剂,水煎服。

二诊:服上药7剂后,诸症减;继服7剂,诸症悉平。以调补肝肾药物调理巩固。

按 自主神经功能紊乱属中医学"郁证""脏躁""心悸"等范畴,多由情志不舒或思虑过度,疏泄失常,气机郁滞,或劳伤心脾,心血亏耗,肝肾不足,从而导致脏腑功能紊乱,机体阴阳气血营卫失调,故治当调补肝肾,畅达枢机,平衡阴阳,调和营卫,以达攻补兼施,标本同治之效。柴胡桂枝汤由小柴胡汤与桂枝汤各半量合方组成。小柴胡汤与桂枝汤亦均出自《伤寒论》,其中小柴胡汤是治疗少阳病的主方,用以和解半表半里的病邪;桂枝汤为治疗风寒表虚证之主方。柴胡桂枝汤中的小柴胡汤可疏肝解郁,清热除烦,理脾扶正,使肝气条达,少阳枢机运转,郁于半表半里之邪热得除;桂枝汤为桂枝甘草汤辛甘化阳与芍药甘草汤酸甘化阴之合,用之可外和营卫,内调阴阳、理脾胃,自古即为烘热汗出之效方。《伤寒论》中以之治疗"脏无他病,时发热自汗出而不愈者"即是明证。现代研究表明,小柴胡汤具有兴奋垂体-肾上腺、促进肾上腺皮质激素大量分泌、调节免疫的功能,与近来研究认为本病的病理机制与血清素水平降低、皮质醇调节异常相吻合。桂枝汤是调和营卫、解肌发表的代表方,具有镇痛、镇静作用,镇痛作用与吗啡相似,镇静能改善睡眠。

（二）癌性疼痛、发热

癌性疼痛是中晚期恶性肿瘤患者最常见的症状之一,临床上积极控制疼痛成为中晚期肿瘤治疗的主要内容之一。世界卫生组织三阶梯止痛药物是目前控制癌痛的标准方法,但存在一定的毒副作用,如成瘾、耐药、便秘、恶心呕吐、头晕嗜睡,严重者可发生呼吸抑制等。中医药治疗效果明显且不良反应少。中医将疼痛病机分为"不荣则痛""不通则痛",不通者多为痰饮凝结、气机郁结、痰瘀互结、火热蕴积、湿浊内蕴;不荣者多由脾肾两虚、阴血失养、气阴两虚所致,即《素问·举痛论》所言:"脉泣而血虚,血虚则痛。"柴胡桂枝汤于理气之中行血痹,利枢机以通阳气,调和气血以平阴阳,和则痛自止。该方由小柴胡汤和桂枝汤二方相合而成,小柴胡汤和解少阳,兼补胃气,使邪气得解,枢机得利,以治少阳,柯琴誉其为"少阳枢机之利,和解表里之总方";桂枝汤调和营卫,邪正兼顾,滋阴和阳,以解太阳,《伤寒论》第276条曰"太阴病,脉浮者,可发汗,宜桂枝汤",可见桂枝汤于太阴病之中可温阳和里而建中。《金匮要略·腹满寒疝宿食病脉证治》言"柴胡桂枝汤方:治心腹卒中痛者",更加扩大了柴胡桂枝汤的临床应用。可见该方属和法,即通过和解或调解之法,使半表半里之邪,或脏腑、阴阳、表里失和之证得以解除的一类治法。清代戴天章《广瘟疫论》曰:"寒热并用之谓和,补泻合剂之谓和,表里双解之谓和,平其亢厉之谓和。"和法既能祛除病邪,又能调整脏腑功能,性质平和,全面兼顾。

医案精选

◎案

某,男,44 岁。2012 年 7 月 17 日确诊原发性肝细胞癌,中低分化,大小 1.2cm×0.6cm×0.7cm,侵及肝门软组织及肌层,有脉管癌栓,近端胆管阻塞,左肝切除术后。2012 年 11 月 2 日开始放疗,2012 年 12 月 28 日放疗结束后就诊,症见:腹痛,伴恶心、纳差,心烦热,少寐,偶有关节疼痛,二便调,舌紫红苔少,舌下络脉曲张,脉沉滑。方用柴胡桂枝汤加减。

处方:柴胡 10g,赤芍 15g,枳壳 10g,炙甘草 6g,威灵仙 15g,土鳖虫 10g,法半夏 10g,伸筋草 15g,女贞子 10g,桂枝 10g,黄连 6g,瓜蒌 15g,青蒿 15g,砂仁 6g,佩兰 10g,苍术 10g。30 剂,每日 1 剂,水煎服。

二诊:2013 年 3 月 1 日。腹痛、心烦热消失,恶心、纳差、偶有关节疼痛好转,寐可,二便调,舌脉同前。前方去桂枝、黄连、瓜蒌、青蒿、佩兰、苍术,加蛇六谷 30g、炙黄芪 15g、黄精 15g、制南星 6g、土茯苓 10g、白术 10g。30 剂,每日 1 剂,水煎服,巩固疗效。

按 四诊合参,辨为气血失和、阴阳失调之证,故用柴胡桂枝汤加减以调和阴阳,攻补兼施。现代医家认为,对不同阶段肝癌有不同治法,癌毒日久,湿热内生,应以清热解毒、化瘀祛湿为主,兼以理气健脾。放疗、化疗后易致脾胃受损,运化失调而湿浊内蕴而见纳差、恶心等,气机受阻,则疼痛,即"不通则痛"。故予柴胡桂枝汤易白芍为赤芍清血分热毒,加黄连清热解毒,青蒿清热除烦。土鳖虫、威灵仙、砂仁、佩兰、苍术合用散瘀结,行气滞,渗湿浊,使脾气健运,湿邪得去。放疗为热毒之邪,易出现燥热伤阴之证,故佐以女贞子滋补肝肾之阴。本方虚实兼顾,寒热并调,使气机得通,则痛减。二诊热象已不显,且"虚不受补",因此,临床中不宜大补,往往采用平补之法,故加用炙黄芪、黄精、白术配合女贞子气阴兼顾。肿瘤病情复杂,病势沉疴,临床非重剂不可为,故用蛇六谷 30g、制南星 6g 化痰散结祛邪。

◎案

某,女,74 岁。2012 年 1 月 20 日确诊为胃低分化腺癌,部分印戒细胞癌,侵及周围脂肪组织,淋巴管及神经累及。胃癌根治术后未行放疗、化疗。2013 年 5 月 4 日胃镜:残胃炎。腹部 CT 未见明显异常。2013 年 5 月 14 日由于胃痛难忍遂来肿瘤科就诊。症见:胃痛明显,恶心,伴呕吐黄水样物,胸胁胀满,烧心,舌紫红,苔薄白腻,脉沉细。方用柴胡桂枝汤加减。

处方:柴胡10g,白芍15g,桂枝10g,炙甘草6g,法半夏10g,茯苓15g,陈皮10g,干姜6g,蒲公英15g,乌药10g,佩兰10g,砂仁3g。

7剂,每日1剂,水煎服,每并嘱患者去滓再煎,使药性刚柔相济,不碍于和。

二诊:2013年5月28日。诉胃痛消失,胸胁胀满好转,胃脘痞满,时有呕吐黄水样物,烧心,舌紫红,苔薄黄腻,脉沉细。予以半夏泻心汤加味。

处方:法半夏10g,茯苓15g,陈皮10g,干姜6g,黄连3g,乌药10g,木香10g,砂仁6g,黄芩10g,党参10g,炙甘草6g,桂枝10g。7剂,每日1剂,水煎服。

三诊:2013年6月5日。诸症明显缓解。

[按] 此案属肝气不疏,横逆犯胃,胃气阻滞,不通则痛。方以柴胡桂枝汤加减,桂枝、炙甘草辛甘化阳,白芍、炙甘草酸甘化阴缓急止痛,柴胡疏肝理气,半夏和胃散逆止呕。因癌毒多为阴邪,加之癌症患者素体虚弱,且该患者为术后,元气受损,脾虚不运,津液内停,聚为水湿,故加用茯苓、陈皮、干姜健脾和中,使中焦得固,生化有常。以乌药配以佩兰,佐以砂仁芳香化湿,而木香、陈皮理气之中可以作为胃癌的引经药,使药达病所。患者体虚不耐攻伐,故用少量蒲公英解毒散结以祛邪。二诊患者胃痛消失,胸胁胀满好转,刻下痞满症状明显。因患者中气受伤,脾胃失调,清浊升降失常,故更柴胡桂枝汤以半夏泻心汤化裁,辛开苦降,寒热并调。半夏、干姜辛开散结除痞,黄芩、黄连苦寒清降开痞,党参、炙甘草补脾和中,木香、砂仁醒脾,佐以桂枝温阳通经。

◎案

某,男,44岁。2012年12月21日诊断为胃底贲门低分化腺癌。术后改变,未行放化疗。2013年1月9日初诊:诉纳差,胃脘部胀痛,餐后甚,咽干,喜热饮,时恶寒,偶有汗出,形体消瘦,纳差,寐差,乏力,二便调,舌暗红,苔白腻,脉弦沉。方用柴胡桂枝汤加减。

处方:柴胡10g,桂枝10g,白芍15g,干姜6g,法半夏10g,陈皮10g,茯苓

30g,炙甘草 6g,党参 10g,黄芩 10g,乌药 10g,百合 30g,土贝母 10g,半枝莲 30g,莪术 10g,石见穿 10g。14 剂,水煎服,每日 1 剂。

二诊:2013 年 1 月 29 日。诉恶寒消失,胃脘痛较前明显好转,仍时有胀满感,消瘦。效不更方,继以柴胡桂枝汤为基础方化裁,前方去石见穿、桂枝,加竹茹 10g、紫苏梗 15g 以理气消散痰凝,蒲公英 15g 消痈散结,7 剂,水煎服,每日 1 剂。

三诊:诸症皆有好转。

按 本案当属少阳枢机不利,邪移胃肠,脾胃居中,中焦气机升降失常,则见胃脘胀痛,浊气上逆则见咽干。又兼见太阳经证,故恶寒,汗出。邪在太阳则当汗,邪在少阳则禁汗,太少并病,亦不可汗。既不可汗,则两经郁经之邪无可解之法,故用柴胡桂枝汤和解少阳,兼散表邪,以疏利气机,气机得利则痛自缓。因表证不显,寒象较著,易生姜为干姜走里以温中散寒通脉。加百合、乌药理气止痛,陈皮、茯苓健脾培中,半枝莲、土贝母、莪术、石见穿祛瘀散结,化癥消积。癌痛即是在癌症病机基础上发生、发展而来,故癌痛病机亦涉及多脏腑功能失调,及气血津液病变的相互错杂。而柴胡桂枝汤综合"柴胡类"方义及"桂枝类"方义,于阴阳、寒热、气血三方面标本兼施,补其虚而平其亢,调和气机,枢机得运,从而维系阴先升而后阳乃降,阳能降而后阴转升的圆运动。临床中运用该方,治疗癌性疼痛收效良好,扩展了柴胡桂枝汤的应用范围。

发热是肿瘤患者常见的症状,现代医学认为癌性发热主要由于肿瘤迅速生长而发生缺血、坏死、液化或肿瘤组织所释放的大量炎性介质或毒性产物引起。西医多用解热镇痛、激素药物治疗癌性发热,但中晚期恶性肿瘤患者大多体质较差,长期大量应用此类药物,常引起消化道反应、电解质紊乱、合并感染、菌群失调、骨质疏松等甚至导致消化道出血加重病情。而柴胡桂枝汤临床应用治疗发热效果确切,近期研究表明柴胡桂枝汤还有提高机体免疫力、抑制肿瘤生长的作用。《伤寒论》曰:"伤寒六七日,发热,微恶寒,支节烦疼,微呕,心下支结,外证未去者,柴胡桂枝汤主之。"柴胡桂枝汤由小柴胡汤、桂枝汤各半量合剂而成方可和解少阳,疏散邪热,调和营卫。方中柴胡与黄芩配伍可解表里之热桂枝与芍药合用意在祛风解肌调和营卫退热止汗,党参以补益正气,安正御邪,同时配伍半夏、生姜、炙甘草、大枣,以调中补虚。应用柴胡桂枝汤治疗癌性发热具有疗程短、效果确切、不良反应少等优点值得临床推广应用。

（三）抑郁症

◎案

杨某,女,78 岁。2009 年 5 月 16 日初诊。患者诉近 4 个月来,自觉发热,烦躁,心情不畅,食欲不振,食入后微欲呕,全身酸痛不适,夜眠不安,早醒,舌暗红,苔薄白,脉细弦。追问诱因,而知其 4 个月前与人争执后起病。测评抑郁量表(Zung 氏量表),得分 46 分,体温正常,内科查体未见阳性体征。治以和解少阳、宣展枢机、调和营卫。方用柴胡桂枝汤加味。

处方:柴胡 15g,黄芩 10g,党参 10g,姜半夏 10g,白芍 15g,桂枝 10g,陈皮 10g,甘草 6g,合欢花 10g,酸枣仁 30g,大枣 10g,香附 10g,生姜 3 片。7 剂,每日 1 剂,水煎服,每日 2 次。

二诊:服上药 7 剂后,自觉发热消失,烦躁改善,欲呕症状消失,仍偶有心情不畅,全身酸软,夜眠改善,舌脉同前。Zung 氏量表测评 26 分,效不更法,上方略作调整,加生麦芽 10g、合欢皮 10g,再服 7 剂后,Zung 氏量表测评 11 分,诸症俱消,病情痊愈。

按 本病初发以少阳枢机不利为主,但发病后,有营卫不和之象,故用柴胡桂枝汤治疗,取其和解少阳,调和营卫之意。方中加陈皮、生麦芽有助疏理气机,加合欢花、合欢皮以助解郁蠲忧,酸枣仁安神解郁助眠。诸药同用而取效。现代研究发现,本方可缩短绝望模型中小鼠悬尾和强迫游泳不动时间,具有抗抑郁作用,可能是通过增加 5－羟色胺的含量而达到抗抑郁作用的。

下篇

现代研究

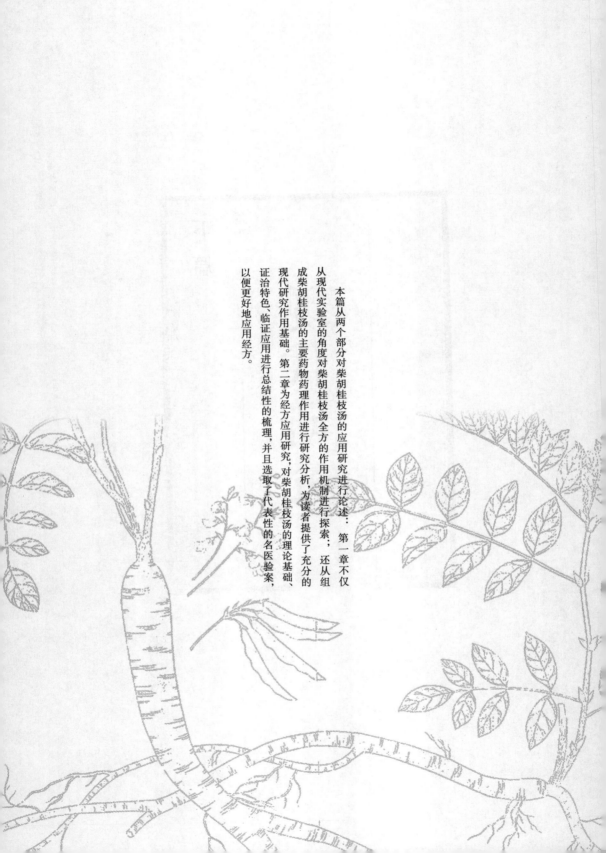

本篇从两个部分对柴胡桂枝汤的应用研究进行论述：第一章不仅从现代实验室的角度对柴胡桂枝汤全方的作用机制进行探索，还从组成柴胡桂枝汤的主要药物药理作用进行研究分析，为读者提供了充分的现代研究作用基础。第二章为经方应用研究，对柴胡桂枝汤的理论基础、证治特色、临证应用进行总结性的梳理，并且选取了代表性的名医验案，以便更好地应用经方。

第一章　现代实验室研究

第一节　柴胡桂枝汤全方研究

（一）抗流感病毒作用

丁氏等采用 FMI 流感病毒感染的刚离乳小鼠建立流感病毒感染小鼠模型。通过观察柴胡桂枝汤对 FMI 流感病毒感染的一般情况、死亡率、死亡保护率、肺指数、肺指数抑制率的影响,探讨柴胡桂枝汤抗流感病毒的作用机制。结果:柴胡桂枝汤能提高 FMI 流感病毒感染小鼠的生活质量,提高流感病毒感染小鼠的生存率及降低肺指数。

（二）保护胃黏膜及愈合胃溃疡作用

柴胡桂枝汤能够增加再生胃黏膜、提高黏液指数、缩小黏膜肌层缺损宽度、提高胃黏膜 NO 含量,因此能提高溃疡愈合质量。本方又能使大鼠溃疡指数降低、促进泌酸腺再生,其机制可能与其促进溃疡附近胃体黏膜以及再生黏膜表皮生长因子受体的表达有关,减少胃酸分泌。减轻胃酸对胃黏膜的损害作用,可能是其预防胃溃疡发生的主要机制之一。

（三）抗衰老作用

柴胡桂枝汤能够降低鼠脑匀浆中 MDA 含量,提高全血 GSH – Px 活力,提高脑匀浆上清液内 GSH – Px 和 SOD 活力,随剂量增加尤为明显并有显著改善记忆力作用。脑内 MDA 含量的减少与其通过清除体内过氧化有关,表明该方具有保护生物膜作用,对延缓小鼠 D – 半乳糖致衰方面有一定功效。

小鼠脑腺指数增加亦随柴胡桂枝汤剂量增加而增加,表明对免疫系统的功能可能亦有促进作用。

（四）抗胰腺炎作用

柴胡桂枝汤对大鼠胰腺腺泡细胞的稳定性有影响,该方的预防胰腺炎作用机制是对胰腺细胞有稳定作用。因此为了预防胰腺炎复发以及慢性胰腺炎急性加重,在临床中可作为试用的治疗方法。

（五）对肠道缺血－再灌注引起肝损伤的作用

血中内毒素在活化血小板及凝血系统的同时,产生炎性细胞因子,这些因子通过增强黏附因子的表达损伤肝内循环系统,并加重肠道缺血－再灌注所致的肝功能障碍。柴胡桂枝汤可抑制内毒素引起的肝血流量减少,并可能通过改善血流抑制肝内循环障碍及肝细胞损伤;通过抑制胃黏膜血流量的减少保护胃黏膜,抑制肠道因缺血－再灌注所致的肠道自身损伤,抑制内毒素的吸收,从而抑制肝内循环障碍。内毒素还降低肝脏的解毒功能,该方可改善肝脏处理内毒素的功能。提示柴胡桂枝汤对肠道缺血－再灌注引起肝损伤有良好的防治作用。

（六）抗癌作用

本方合用环磷酰胺对接种 Lewis 肺癌小鼠的肿瘤有明显的抑癌作用,延长生存期及吞噬指数提高和 NK 细胞活性增加,与单用环磷酰胺组比较有显著性差异。病理检查发现该方组肿瘤组织淋巴细胞含量丰富,主要分布在肿瘤组织边缘。表明该方对宿主的免疫功能恢复,抑制肿瘤生长方面起着重要作用。本方能明显降低 N－亚硝基吗啉所致大鼠肝癌的发生率。组织学观察,给予柴胡桂枝汤的两组(癌前)细胞变性灶明显减少。肿瘤病变中的非肿瘤部分肝组织的 BrdU 标记指数明显减少,细胞凋亡指数明显增加,其增加或减少与柴胡桂枝汤的给予量无关。表明本方能抑制癌前病变的细胞变性灶的发生,因而认为柴胡桂枝汤对肝癌的抑制作用始于癌症的发生阶段,作用机制与抑制肝细胞增殖活性、促进诱导细胞凋亡有关。

第二节　主要组成药物的药理研究

（一）柴胡

1. 解热作用

早年证明,大剂量的柴胡煎剂(5g 生药/kg)或醇浸膏(2.5g 生药/kg)对人工发热的家兔有解热作用。对用伤寒混合疫苗引起发热之家兔,口服煎剂或浸剂(2g/kg),也有轻度的降温作用。以后又有报道,柴胡煎剂的解热作用并不明显,而柴胡苷 200 ~ 800mg/kg 口服,对小鼠有肯定的降低正常体温及解热作用。

2. 镇静、镇痛作用

柴胡苷口服,对小鼠有镇静作用(爬杆试验),并能延长环己巴比妥的睡眠;它有良好的镇痛作用和较强的止咳作用,但无抗惊厥作用,也不降低横纹肌的张力,有人认为,柴胡苷可列入中枢抑制剂一类。

3. 抗炎作用

柴胡苷口服(600mg/kg)可显著降低大鼠足踝的右旋糖酐、5 - 羟色胺性水肿。在大鼠的皮下肉芽囊肿(巴豆油及棉球法)试验中,确定柴胡苷有抗渗出、抑制肉芽肿生长的作用。柴胡单用或配成复方均有效,其抑制肉芽肿生长的作用强于其抗渗出的作用;祛瘀活血方(当归芍药散、桃仁承气汤、大黄牡丹皮汤等)则在作用强度方面与柴胡相反,故建议二者合用。柴胡苷能抑制组胺、5 - 羟色胺所致的血管通透性的增高,轻度抑制肋膜渗出;而对角叉菜胶、乙酸性水肿则无效,对豚鼠的组胺性休克及小鼠的过敏性休克亦无保护作用。

4. 抗病原体作用

曾有报道,北柴胡注射液对流行性感冒病毒有强烈的抑制作用;从此种注射液馏出的油状未知成分对该病毒也有强烈抑制作用。对结核杆菌的某一菌株据称有效。有人曾推测北柴胡可阻止疟原虫的发育,但实验研究,不能证实。

5.对肝脏的影响

对因喂食霉米而发生肝功能障碍的小鼠,同时喂食北柴胡,则谷丙转氨酶及谷草转氨酶升高,远较不给柴胡之对照组为轻;柴胡苷之作用,似不及北柴胡粉。对伤寒疫苗引起的兔肝功能障碍(尿胆原呈阳性反应),口服北柴胡煎剂(0.5~1.0g 生药/kg),有较显著的改善作用;对乙醇引起的肝功能障碍亦有些效,但不如甘草;对有机磷引起的则效力很差,而对四氯化碳引起的无效。对注射新鲜鸡蛋黄溶液引起的大鼠实验性肝纤维化,亦无保护作用。同属植物新疆柴胡及圆叶柴胡据称有利胆作用。

6.对心血管作用

北柴胡醇浸出液能使麻醉兔血压轻度下降,对离体蛙心有抑制作用,阿托品不能阻断此种抑制,北柴胡注射液则虽用较大剂量对在位猫心、血压皆无影响。柴胡苷对犬能引起短暂的降压反应,心率减慢;对兔亦有降压作用,并能抑制离体蛙心、离体豚鼠心房,收缩离体兔耳血管。

7.其他作用

北柴胡煎剂或醇提取物,予兔口服,可升高血糖。煎剂有溶血作用(相当于 Merk 制纯皂苷的 1/100)。产地及采集时间不同皂苷含量及溶血强度也不同。柴胡苷对大鼠的应激性溃疡有防止作用,能促进小鼠小肠的推进运动,增强乙酰胆碱对离体豚鼠回肠之收缩作用(不能增强组胺的此种作用)。对离体兔肠亦有些兴奋作用。粗苷有显著的局部刺激作用。北柴胡注射剂对子宫无作用。柴胡的毒性很小,其乙醇浸膏对小鼠皮下注射,最小致死量为 1.1ml/10g(10% 水溶液),柴胡苷对小鼠口服之半数致死量为 4.7g/kg,腹腔注射在 100mg/kg 以下。柴胡注射剂毒性极微,5ml/kg 静脉注射对猫的血压、呼吸、心脏无影响;0.2ml/20g 皮下注射,对小鼠无毒性。据谓国产柴胡与日本产柴胡在作用上并无明显不同。

此外,金黄柴胡的花、叶、茎浸剂对动物有利胆作用,对胆囊炎、胆管炎及肝炎亦有治疗作用,它能提高胆汁中胆酸、胆红质的含量,增大胆汁的胆甾醇－胆盐系数。

（二）黄芩

1. 抗细菌作用

黄芩煎剂 100% 浓度,平板法试验,对痢疾杆菌、伤寒杆菌、副伤寒杆菌、霍乱弧菌、大肠杆菌、变形杆菌、绿脓杆菌、葡萄球菌、溶血性琏球菌(α,β)、肺炎双球菌、白喉杆菌等有抑制作用。

2. 抗真菌作用

黄芩煎液,试管斜面法试验 4% 浓度抑制狗小芽孢菌及堇色毛癣菌,8% 浓度抑制许兰黄癣菌,10% 浓度抑制许兰黄癣菌蒙古变种,15% 浓度抑制共心性毛癣菌及铁锈色毛癣菌。黄芩水浸剂 1:3 浓度在试管内对堇色毛癣菌、同心性毛癣菌,许兰黄癣菌、奥杜益小芽孢癣菌、羊毛样小芽孢癣菌、红色表皮癣菌、星形奴卡菌等有不同程度抑菌作用。

3. 抗病毒作用

黄芩煎剂 25% ~ 100% 浓度,体外试验对乙型肝炎病毒 DNA 复制有抑制作用。

4. 抗炎、抗变态反应

黄芩 70% 乙醇提取物 500mg/kg 灌胃,黄芩素、黄芩苷及汉黄芩素 100mg/kg 灌胃对大鼠佐剂性关节炎有抑制作用。黄芩水提物 100mg/kg,200mg/kg 灌胃,对大鼠被动皮肤过敏反应(PCA)有抑制作用,但对氯化苦引起的小鼠接触皮炎(耳肿胀)无明显影响。黄芩抑制被动皮肤过敏反应(PCA)的有效成分为黄芩苷及黄芩素。

5. 对中枢神经系统的作用

黄芩煎剂 4g/kg 腹腔注射,对小鼠防御性条件反射可使阳性反射时延长,而对非条件反射及分化无影响,说明黄芩可加强皮层抑制过程。黄芩煎剂 2g/kg,对伤寒混合疫苗致热家兔有解热作用。但也有报道黄芩水煎剂或酒浸剂 5 ~ 9g/只灌胃,或 2g/只肌内注射,均不能证明黄芩对伤寒疫苗致热家兔有解热作用。

6. 对心血管的作用

黄芩醇提液 1g/kg 静脉注射,可使麻醉犬血压下降。黄芩煎剂 0.06g/kg 静脉注射,对麻醉犬有明显降压作用。

7. 抗血小板聚集及抗凝

黄芩素、汉黄芩素、千层纸素 A、黄芩黄酮Ⅱ及白杨素(chrysin)于浓度 1.0mm 时,均可抑制胶原诱导的大鼠血小板聚集,白杨素对 ADP 诱导的血小板聚集也有抑制作用,黄芩素及汉黄芩素对花生四烯酸诱导的血小板聚集也有抑制作用,黄芩素及黄芩苷对凝血酶诱导的纤维蛋白原转化为纤维蛋白也抑制;黄芩素及黄芩苷 20mg/kg,50mg/kg 灌胃,对内毒素诱导的大鼠弥漫性血管内凝血,可以防止血小板及纤维蛋白原含量的降低。

8. 降血脂作用

黄芩水浸液 10% 2ml/只灌胃,连续给药 7 周,可使胆固醇喂饲的家兔血清胆固醇含量下降。黄芩素、黄芩苷 100mg/kg 灌胃,可降低实验性高血脂大鼠玉米油 - 胆固醇 - 胆酸喂饲血清游离脂肪酸、三酰甘油及肝三酰甘油的含量,黄芩黄酮Ⅱ 100mg/kg 灌胃,可降低血清总胆固醇及肝三酰甘油的含量,增加血清高密度脂蛋白 - 胆固醇(HDL - ch)的含量,汉黄芩素 100mg/kg 灌胃,可防止肝三酰甘油的沉积并增加血清 HDL - ch 的含量。黄芩素、黄芩苷 100mg/kg 灌胃,对乙醇引起的高血脂大鼠,可降低肝总胆固醇、游离胆固醇及三酰甘油含量,汉黄芩素能降低血清三酰甘油的水平,黄芩素能增加血清 HDL - ch 含量。

9. 保肝、利胆、抗氧化

黄芩甲醇提取物 1 000mg/kg 腹腔注射,对异硫氰酸萘酯(ANIT)引起的大鼠肝损害有抑制作用,可抑制血清胆红素的增加。黄芩醇提物 50mg/kg,100mg/kg,黄芩苷 50mg/kg,100mg/kg 灌胃,对家兔有利胆作用。汉黄芩素 $10^4 \sim 10^6$ mol/L 浓度体外试验,对大鼠肝微粒体脂质过氧化有抑制作用,使丙二醛(MDA)含量下降。

10. 抗癌作用

黄芩醚提物对小鼠白血病 L1210 细胞有细胞毒作用,半数有效量为 10.4mg/ml,黄芩黄酮Ⅱ对小鼠 L1210 细胞的半数有效量为 1.5μg/ml,黄芩苷、黄芩素及汉黄芩素对 L1210 作用不显著。

11. 其他作用

黄芩素 10mg/kg,20mg/kg 静脉注射,对麻醉犬有利尿作用。黄芩煎剂 4g/kg 灌胃,对大鼠半乳糖性白内障有防治作用,可延缓白内障的形成。黄芩苷对大鼠晶体醛糖还原酶有抑制作用,其 LD_{50} 为 1.81×10^3 mg/ml。黄芩苷 150mg/kg 灌胃,对链黑霉素引起的糖尿病大鼠血糖水平无明显下降,但红细胞山梨醇含量于治疗后显著降低,提示在动物体内也有抑制醛糖酶的作用,有可能用于糖尿病性并发症的防治。黄芩苷、黄芩素及汉黄芩素 50～125μg/ml 对小鼠肝唾液酸酶有抑制作用。黄芩苷 100mg/kg,葡萄糖醛酸 43mg/kg 皮下注射均可对抗士的宁引起的小鼠死亡,而苷元黄芩素无效,认为黄芩苷水解后的葡萄糖醛酸起的解毒作用。黄芩对 PGs 的代谢有较广泛的影响,水提物对 PGs 的生物合成有抑制作用。

(三)半夏

1. 镇咳作用

生半夏、姜半夏、姜浸半夏和明矾半夏的煎剂,0.6～1g/kg 灌胃或静脉注射,对猫碘液注入胸腔或电刺激喉上神经所致的咳嗽有明显的镇咳作用,且可维持 5 小时以上。0.6g/kg 的镇咳作用接近于可待因 1mg/kg 的作用。

2. 抑制腺体分泌的作用

半夏制剂腹腔注射,对毛果芸香碱引起的唾液分泌有显著的抑制作用,亦有报道煎剂口服时,唾液分泌先增加,后减少。

3. 镇吐和催吐作用

半夏加热炮制或加明矾、姜汁炮制的各种制剂,对阿扑吗啡、洋地黄、硫酸铜引起的呕吐,都有一定的镇吐作用。上述 3 种催吐剂的作用机制不同,而半夏都可显示镇吐作用,推测其镇吐作用机制是对呕吐中枢的抑制。

4. 抗生育作用

结晶半夏蛋白经 6M 盐酸胍变性后,用分步透析法(即用缓冲液等体积递减稀释变性剂),最终恢复半夏蛋白在生理盐水中平衡,去除变性剂后可以重新天然化,并恢复其原有活力。不同逆转条件的恢复半夏蛋白,对小鼠抗早孕的抑孕率在 69% ~ 88%,仅一种逆转条件为 5 ~ 8℃者,抑孕率仅 36%。利用辣根过氧化物酶标记定位术显示子宫内膜、腺管上皮细胞以及胚胎外胚盘锥体上某些部分细胞团和半夏蛋白有专一性的结合。这些部位很可能就是外源蛋白质——半夏蛋白的抗孕作用部位。如直接将半夏蛋白注入小鼠子宫腔内也表明有抗早孕作用。如果上述结合部位确实是半夏蛋白影响小鼠已着床的子宫内膜和胚胎,产生抗早孕作用,则上述部位也可能起着床识别的作用,因为半夏蛋白不仅能终止小鼠早期妊娠,还有制止兔胚泡着床的效应。半夏蛋白还有很强的抗兔胚泡着床作用,子宫内注射 500μg,抗着床率达 100%。经半夏蛋白作用后的子宫内膜能使被移植的正常胚泡不着床。在子宫内经半夏蛋白孵育的胚泡移植到同步的假孕子宫,着床率随孵育时间延长而降低。

5. 对胰蛋白酶的抑制作用

半夏胰蛋白酶抑制剂只抑制胰蛋白酶对酰胺、酯、血红蛋白和酪蛋白的水解,不能抑制胰凝乳蛋白酶、舒缓激肽释放酶、枯草杆菌蛋白酶和木瓜蛋白酶对各自底物的水解。抑制剂对猪胰蛋白酶水解酰胺、酯、血红蛋白和酪蛋白的重量抑制比值分别为 1∶0.71、1∶0.88、1∶0.71 和 1∶0.71。从化学分子大小的范围看,半夏胰蛋白酶抑制剂应属大分子抑制剂。

6. 炮制品的药理作用

清半夏(按《中国药典》1985 年版制法)水煎液 200% 浓度 26.5ml/kg 预防给药时,对氯化钡诱发的大鼠室性心律失常有明显的对抗作用($P < 0.05$)。小鼠腹腔注射 60g/kg 对自发活动有明显的影响($P < 0.05$)。腹腔注射 15g/kg 或 30g/kg 可显著增加戊巴比妥钠阈下催眠剂量的睡眠率($P < 0.05$),并有延长戊巴比妥钠睡眠时间的趋势,但无统计学意义。大剂量对电惊厥有轻微的对抗趋势。30ml/kg 剂量灌胃,可明显抑制($P < 0.05$)硝酸

毛果芸香碱 5mg/kg 对唾液的分泌作用。

7. 其他作用

（1）降压作用：半夏浸膏对离体蛙心和兔心呈抑制作用。静脉注射对犬、猫和兔有短暂降压作用，具有快速耐受性。煎剂灌胃时小鼠肾上腺皮质功能有轻度刺激作用。若持续给药，能引起功能抑制。

（2）凝血作用：半夏蛋白也是一种植物凝集素，它与兔红细胞有专一的血凝活力，浓度低至每 $2\mu g/ml$ 仍有凝集作用。除兔红细胞外，对羊、犬、猫、豚鼠、大鼠、小鼠和鸽的红细胞亦有凝集作用。但不凝集人、猴、猪和鸡、鸭、鹅、龟、蟾蜍、鳝的红细胞。半夏蛋白是目前已知的唯一只与甘露糖而不与葡萄糖结合的一种具有凝集素作用的蛋白质。除红细胞外半夏蛋白亦凝集其他细胞，对小鼠脾细胞、人肝癌细胞（QGY7703 - 3 和 7402）、艾氏腹水癌和腹水型肝癌细胞均能被半夏蛋白凝集，但它不凝集大鼠附睾和猪大网膜脂肪细胞，虽然它能和这两种细胞结合。提示半夏蛋白的细胞凝集作用不仅具有动物种属专一性并存在细胞类别专一性。

（3）促细胞分裂作用：半夏蛋白的促细胞分裂作用亦有动物种属专一性，它促使兔外周血淋巴细胞转化，但不促使人外周血淋巴细胞分裂。

（四）人参

1. 人参对中枢神经系统具有兴奋作用

而大量时反而有抑制作用。能加强动物高级神经活动的兴奋和抑制过程。并能增强机体对一切非特异性刺激的适应能力，能减少疲劳感（人参的根、茎、叶均能延长小白鼠游泳的持续时间）。

2. 人参对心肌及血管有直接作用

一般在小剂量时兴奋，大剂量时抑制。10% 人参浸液 1ml/kg 给猫（或兔）灌胃，对心肌无力有一定的改善作用。复温期间有相当程度的恢复。亦有抗过敏性休克及强心的作用。人参对大鼠心肌细胞膜腺苷三磷酸酶活性有抑制作用。

3. 加强机体对有害因素的抵抗力

人参能加强机体对有害因素的抵抗力从以下几个方面体现：

①能使感染疟原虫的鸡免于急性死亡,且鸡的体重还逐渐增加。②能抑制实验动物由于注射牛奶或疫苗所引起的发热反应。③能增强人体适应气温变化的能力。④犬在大量失血或窒息而处于垂危状态时,立即注射人参制剂,可使降至很低水平的血压稳固回升。⑤能延长受锥虫感染的小鼠的存活时间。⑥能抑制注射松节油或由于兔耳壳冻伤而引起的全身炎症反应。⑦促进某些实验性损伤的愈合。⑧有抗维生素 B_1、维生素 B_2 缺乏症的作用。⑨能加速家兔实验性角膜溃疡的愈合作用。⑩能减弱某些毒物(苯、四乙铅、三甲酚磷酸等)对机体的作用。

4. 对因肾上腺素引起的高血糖动物有降低血糖的作用

对糖尿病患者除能自觉改善症状外,还有轻微的降血糖作用,并与胰岛素有协同作用。

5. 刺激造血器官,有改善贫血的作用

(五)生姜

1. 对消化系统的作用

对装有隔离小胃及食道瘘的犬,用50%煎剂置于口腔中,可对胃酸及胃液的分泌呈双相作用,最初数小时内为抑制,后则继以较长时间的兴奋。向胃内灌注25%煎剂200ml,则呈兴奋作用。隔离小胃犬试服生姜0.1~1.0g,胃液分泌增加并刺激游离盐酸分泌,但胃蛋白酶对蛋白的消化作用却降低,脂肪酶的作用增强。浸膏能抑制硫酸铜引起的犬的呕吐,服姜汁10%~50%30ml 也有效,但5%30ml 则无效。从生姜中分离出来的姜油酮及姜烯酮的混合物亦有止吐效果,最小有效量为3mg,对阿扑吗啡引起的犬呕吐及洋地黄引起的鸽呕吐均无效。家兔经消化道给予姜油酮可使肠管松弛,蠕动减退。生姜是祛风剂的一种,对消化道有轻度刺激作用,可使肠张力、节律及蠕动增加,有时继之以降低,可用于因胀气或其他原因引起的肠绞痛。

2. 对循环和呼吸的作用

正常人口嚼生姜 1g(不咽下),可使收缩压平均升高 11.2mmHg,舒张压上升 14mmHg,对脉率则无显著影响。乙醇提取液对麻醉猫血管运动中枢及呼吸中枢有兴奋作用,对心脏也有直接兴奋作用。

3. 抗菌及抗原虫作用

体外试验水浸剂对堇色毛癣菌有抑制作用,对阴道滴虫有杀灭作用。

4. 其他作用

蛙皮下注射、家兔静脉注射大量姜油酮,能引起中枢运动麻痹,对兔有时血压可下降。

(六)甘草

1. 对消化系统的作用

(1)抗溃疡作用:甘草的主成分甘草酸对由组胺及幽门结扎所形成的大鼠实验性溃疡亦有明显的保护作用。

(2)对胃酸分泌的影响:甘草流浸膏灌胃能直接吸附胃酸,对正常犬及实验性溃疡大鼠都能降低胃酸。异黄酮类(FM100)十二指肠内给药对急慢性萎缩性胃炎及幽门结扎的大鼠,能抑制基础的胃液分泌量,与芍药花苷合用显协同作用。FM100 对蛋白胨、组胺及甲酰胆碱引起的胃液分泌有显著抑制作用。

(3)对胃肠平滑肌的解痉作用:临床上使用甘草所含黄酮苷类对兔、豚鼠的离体肠管呈抑制作用,使收缩次数减少,紧张度降低,并对氯化钡、组胺所引起的离体肠平滑肌痉挛有解痉作用,但甘草酸、甘草次酸对平滑肌则无抑制作用。此外,甘草酸铵和甘草次酸口服吸收亦不佳。甘草煎液、甘草流浸膏、FM100、甘草素、异甘草素等,也对离体肠管有明显的抑制作用。若肠管处于痉挛状态时,则有明显的解痉作用。

(4)分别从甘草及光果甘草中提得 7 个同样的黄酮苷及苷元,经实验证明都具有解痉和抗溃疡病的作用。以除去甘草酸的甘草制剂或提取其黄酮类等化合物用于临床,可能有利于提高疗效和减少不良反应。从光果甘草的甲醇提取物中分值得重视。

(5)保肝作用:甘草流浸膏(0.2ml/10g)预先给小鼠灌胃能降低扑热息痛(AAP,对乙酰氨基酚)(200mg/kg,腹腔注射)中毒小鼠的致死率,并对扑热息痛所致小鼠肝损害有明显保护作用。

(6)对胆汁分泌的影响:甘草酸能增加输胆管瘘兔的胆汁分泌,甘草酸

5mg/kg 能显著增加兔的胆汁分泌,对兔结扎胆管后胆红素升高有抑制作用。

(7)甘草浸膏、粉剂治疗溃疡病的临床疗效肯定,其有效成分不单是甘草酸所致的水肿、血压升高等不良反应而受到限制。

2. 对心血管系统的影响

(1)抗心律失常作用:炙甘草提取液(1ml 含中药 1g),家兔用乌头碱诱发心律失常出现在 2 分后按 1g/kg 静脉注射,对照组给等量生理盐水。结果表明对异位节律和室性节律均显示非常显著性差异。表明炙甘草有明显的抗乌头碱诱发的心律失常作用。炙甘草煎剂灌流蟾蜍离体心脏,可使心脏收缩幅度明显增加。甘草酸对离体蟾蜍心脏有兴奋作用,此作用与乙酰胆碱及毒扁豆碱等具有明显的对抗作用,与肾上腺素具明显的协同作用。

(2)降脂作用和抗动脉粥样硬化作用:甘草酸对兔实验性高胆固醇症及胆固醇升高的高血压患者均有一定的降低血中胆固醇的作用。甘草酸每天 10mg/kg 肌内注射,连续 5 天,对实验性家兔高脂血症有明显的降脂作用。

3. 对呼吸系统的作用

甘草浸膏和甘草合剂口服后能覆盖发炎的咽部黏膜,缓和炎症对它的刺激,从而发挥镇咳作用。甘草次酸有明显的中枢性镇咳作用,甘草次酸的氢琥珀酸双胆盐口服,其镇咳作用与可待因相似。甘草次酸胆碱 501mg/kg 能抑制豚鼠吸入氨水所致的 80% 的咳嗽发作,效力与可待因 1mg/kg 皮下注射无差异。大剂量的甘草次酸(1 250mg/kg)可使小鼠呼吸抑制;甘草次酸对 5 - 羟色胺等物质引起的支气管痉挛,有较弱的保护作用。对电刺激猫喉上神经所致的咳嗽也有明显的镇咳作用。在与甘草相同剂量水平时,氢化可的松也显示镇咳作用,但剂量反应曲线与甘草不同,并且对刺激猫喉上神经引起的咳嗽无效,因此认为甘草镇咳作用与抗炎无关而是通过中枢产生的。甘草还能促进咽喉及支气管的分泌,使痰容易咯出,呈现祛痰镇咳作用。

4. 对中枢神经系统的影响

(1)抗炎作用:甘草具有保泰松或氢化可的松样的抗炎作用,其抗炎成分为甘草酸和甘草次酸。甘草次酸对大鼠的棉球肉芽肿,甲醛性脚肿皮下肉芽肿性炎症等均有抑制作用,其抗炎效价约为可的松或氢化可的松的1/10。对大鼠角叉菜胶性脚肿和抗炎效价,以氢化可的松为1,则甘草酸、甘草次酸分别为0.14和0.03。甘草酸有抑制肉芽形成的作用,对延迟型过敏症的典型结核菌素反应有抑制效果。甘草酸和甘草次酸,对炎症反应的Ⅰ、Ⅱ、Ⅲ期都有抑制作用。小鼠静脉注射甘草酸25mg/kg、50mg/kg,明显抑制天花粉引起的被动皮肤过敏反应。甘草黄碱酮有抑制小鼠角叉菜胶浮肿和抑制敏感细胞释放化学传递物质作用。甘草抗炎作用可能与抑制毛细血管的通透性有关,或与肾上腺皮质有关,也有认为,甘草影响了细胞内生物氧化过程,降低了细胞对刺激的反应性从而产生了抗炎作用。

(2)镇静作用:甘草次酸1 250mg/kg,对小鼠中枢神经系统呈现抑制作用,可引起镇静,催眠,体温降低和呼吸抑制等。

(3)解热作用:甘草次酸和甘草酸分别对发热的大鼠与小鼠、家兔具有解热作用。甘草次酸40mg/kg腹腔注射,对发热大鼠有退热作用,相当于水杨酸钠600mg/kg的效果;对体温正常的大鼠则无降温作用。

(4)从光果甘草提取出的有效物质FM100具有镇痛、解痉的作用,芍药苷也具有镇静、解痉作用,两者合用有明显的协同作用,说明芍药甘草汤组成的合理性。

5. 肾上腺皮质激素样作用

(1)盐皮质激素样作用:甘草浸膏、甘草酸及甘草次酸对健康人及多种动物都有促进钠、水潴留的作用,这与盐皮质激素去氧皮质酮的作用相似,长期应用可致水肿及血压升高,但亦可利用此作用治疗轻度的阿狄森病。

(2)糖皮质激素样作用:小剂量甘草酸(每只100μg),甘草次酸等能使大鼠胸腺萎缩及肾上腺重量增加(与给予促肾上腺皮质激素相似),另外还有抗黄疸作用及免疫抑制作用等糖皮质激素可的松样作用。而在用大剂量时则糖皮质激素样作用不明显,只呈现盐皮质激素样作用,这可能与其作用机制有关。

6. 对泌尿、生殖系统的影响

甘草酸及其钠盐,静脉注射增强茶碱的利尿作用,对乙酸钾则无影响。

能抑制家兔实验性膀胱结石的形成。能抑制雌激素对成年动物子宫的增长作用,切除肾上腺或卵巢后仍有同样作用。甘草酸对大鼠具有抗利尿作用,伴随着钠排出量减少,钾排出量也轻度减少。对切除肾上腺的大鼠,甘草酸仍能使钠和钾的排出减少,说明此作用通过肾上腺皮质激素来实现的。甘草次酸及其盐类也有明显的抗利尿作用。

7. 对免疫功能的影响

(1)抗过敏作用:从甘草中提取的一种复合体(Lx),含有蛋白质、核酸、多糖及甘草酸。豚鼠经静脉注射青霉噻唑(BPO)和人血白蛋白(HAS)攻击后,均立即出现过敏休克症状,5分内死亡,休克发生率和死亡率均为100%。豚鼠经给予Lx,然后进行抗原攻击,Lx小剂量组的过敏反应率为25%;大剂量组为21%,且无死亡发生,表明Lx对豚鼠过敏性休克具有明显的保护作用,且随剂量增大保护作用增强。

(2)对非特异性免疫功能的影响:小鼠给予甘草酸75mg/kg腹腔注射,每日1次,共4天,末次给药后,给予印度墨汁,取血检查廓清指数K值。结果甘草酸组的K值为0.048 ± 0.020,对照组为0.029 ± 0.015,相比较有显著差异($P < 0.01$),表明甘草酸能显著提高小鼠对静脉注射碳粒的廓清指数,提示它能增强网状内皮系统的活性。生甘草与蜜炙甘草亦有同样的作用。

(3)对特异性免疫功能的影响:采用体外抗体产生系统研究了甘草酸对多克隆抗体产生的影响。结果表明一定浓度的甘草酸能使抗体产生显著增加,对机体免疫功能具有重要调节作用。

8. 抗病毒作用

(1)抗艾滋病病毒的作用:甘草皂苷能够破坏试管的艾滋病病毒细胞(HIV),0.5mg/ml的甘草皂苷对艾滋病病毒的增殖抑制98%以上,50%空斑形成抑制值为0.125mg/ml。由于甘草皂苷不能抑制艾滋病病毒的反转录酶,提示它是通过恢复T辅助细胞而发挥作用。近报道西北甘草中的新多酚类在低浓度时与甘草酸相比,显示出对艾滋病病毒细胞的增殖抑制效果。

(2)抗其他病毒的作用:甘草多糖具有明显的抗水疱性口炎病毒、腺病毒3型、单纯疱疹病毒1型、牛痘病毒等活性,能显著抑制细胞病变的发生,使组织培养的细胞得到保护。甘草酸对单纯性疱疹病毒,甘草酸对试管内水痘－带状疱疹病毒均有抑制作用。甘草次酸似乎对单纯性疱疹病毒具有特异的作用。甘草酸对属于疱疹病毒群的水痘－带状疱疹病毒(VZV)感染的人胎儿成纤维抑制浓度为 0.55mg/ml。这个浓度对成纤维细胞完全没有毒性。在体外 2mg/ml 甘草酸可使 99% 以上水痘－带状疱疹病毒失活,且其浓度低至 0.08mg/ml 时也可使少量的水痘－带状疱疹病毒失活。

9. 抗菌作用

甘草的醇提取物及甘草次酸钠在体外对金黄色葡萄球菌、结核杆菌、大肠杆菌、阿米巴原虫及滴虫均有抑制作用,但在有血浆存在的情况下,其抑菌和杀阿米巴原虫的作用有所减弱;甘草次酸钠在体外对滴虫的最低有效浓度为 30 ~ 60μg/ml。

10. 解毒作用

甘草浸膏及甘草酸对某些药物中毒、食物中毒、体内代谢产物中毒都有一定的解毒能力,解毒作用的有效成分为甘草酸,解毒机制为甘草酸对毒物有吸附作用,甘草酸水解产生的葡萄糖醛酸能与毒物结合,以及甘草酸有肾上腺皮质激素样作用增强肝脏的解毒能力等多方面因素综合作用的结果。

11. 抗肿瘤作用

甘草酸对大鼠腹水肝癌及小鼠艾氏腹水癌(EAC)细胞能产生形态学上的变化,还能抑制皮下移植的吉田肉瘤,其单铵盐对小鼠艾氏腹水癌及肉瘤均有抑制作用,口服也有效。甘草次酸对大鼠的移植 Oberling Guerin 骨髓瘤有抑制作用,其钠盐在最大耐受剂量时对小鼠艾氏腹水癌及肉瘤－45 细胞的生长有轻微的抑制作用。

(七)白芍

1. 中枢抑制作用

白芍有明显镇痛作用,芍药水煎剂 0.4g(生药)/10g 灌胃能显著抑制小鼠乙酸扭体反应。白芍总苷 5 ~ 40mg/kg,肌内注射或腹腔注射,呈剂量依赖性地抑制小鼠扭体、嘶叫和热板反应,并在 50 ~ 125mg/kg 腹腔注射时抑制大鼠热板反应。小鼠扭体法的 ED_{50} 为 27mg/kg，热板法的 ED_{50} 为21mg/kg。作用高峰在给药后的 0.5 ~ 1 小时。此外尚可分别加强吗啡、可乐定抑制小鼠扭体反应的作用。总苷的镇痛作用可能有高级中枢参与，但不受纳洛酮的影响。白芍有镇静作用，1g/kg 腹腔注射能抑制小鼠自发活动，增强环己巴比妥钠的催眠作用，芍药注射液皮下注射也能延长戊巴比妥钠的催眠时间。

2. 解痉作用

芍药或芍药苷对平滑肌有抑制或解痉作用，能抑制豚鼠离体小肠的自发性收缩，使其张力降低，并能对抗氯化钡引起的豚鼠和兔离体小肠的收缩，对乙酰胆碱所致离体小肠收缩无明显影响，但加用甘草后有显著抑制作用。白芍的水煎醇沉液 2g(生药)/kg 静脉注射对胃肠生物电有明显抑制作用，使麻醉猫的胃电和肠电慢波幅度减小，周期延长。平滑肌解痉作用机制可能是直接作用或抑制副交感神经末梢释放乙酰胆碱。也有报道白芍煎剂使离体兔肠自发性收缩的振幅加大，并有剂量相关性。此外，芍药或芍药苷对支气管和子宫平滑肌也有一定抑制作用，并能对抗催产素所致子宫收缩。芍药提取物对小鼠离体子宫低浓度兴奋，高浓度抑制。

3. 抗炎、抗溃疡作用

芍药或芍药苷有较弱的抗炎作用，对酵母性、角叉菜胶性和右旋糖酐性足跖肿胀有不同程度抑制作用，与甘草成分 FM100 合用有协同作用，对腹腔毛细血管通透性也有较弱抑制作用。白芍提取物对大鼠蛋清性急性炎症和棉球肉芽肿均有抑制作用。白芍总苷 50mg/kg，每日 1 次，连续 11 日，对大鼠实验性佐剂性关节炎有明显抑制作用。芍药中所含牡丹酚、苯甲酰芍药苷及氧化芍药苷也有抗炎作用。芍药苷对大鼠应激性溃疡有预防作用，在幽门结扎大鼠与 FM100 合用在抑制胃液分泌方面有协同作用，但芍药提取液使胃液酸度轻度上升。

4. 对机体免疫功能的影响

白芍在体内和体外均能促进巨噬细胞的吞噬功能。白芍煎剂 0.4g/只灌胃，每日 1 次，连续 5 日，使小鼠腹腔巨噬细胞的吞噬百分率和吞噬指数均有显著提高。1.2g/只,每日 1 次,连续 8 日,可使免疫抑制剂环磷酰胺所致小鼠外周血酸性。α – 乙酸萘酯酶(ANAE)阳性淋巴细胞的降低恢复正常,并使溶血素生成显著增加。

实验表明白芍对细胞免疫和体液免疫均有增强作用。

5. 对心血管系统的影响和耐缺氧作用

白芍和芍药苷有扩张血管,增加器官血流量的作用。芍药煎剂能扩张蟾蜍内脏和离体兔耳血管。白芍注射液 2g(生药)/kg 静脉注射立即使麻醉猫内脏血流量大幅度增加,并对心脏活动略有加强。芍药苷能扩张犬冠状血管和肢体血管,对豚鼠有剂量相关性降血压作用。

6. 对血液系统的影响

芍药提取物 5mg/kg 和 25mg/kg 腹腔注射,使大鼠血清尿素氮(BUN)显著降低,其有效成分 1,2,3,4,6 – 五没食子酰基葡萄糖 1mg/只、2.5mg/只或 5mg/只就有显著作用。白芍提取物凝聚素(agglutinins)能改善急性失血所致家兔贫血,醋酸泼尼松龙可拮抗此作用。芍药苷在体外或静脉注射,对 ADP 诱导的大鼠血小板聚集有抑制作用,苯甲酰芍药苷也有抑制血小板聚集的作用。

7. 抗菌作用

白芍的抗菌作用较强,抗菌谱较广。在试管内对金黄色葡萄球菌、溶血性链球菌、草绿色链球菌、肺炎链球菌、伤寒杆菌、乙型副伤寒杆菌、痢疾杆菌、大肠杆菌、绿脓杆菌、变形杆菌、百日咳杆菌、霍乱弧菌等有不同程度的抑制作用。白芍在体外对堇色毛癣菌、同心性毛癣菌、许兰黄癣菌、奥杜盎小芽孢癣菌、铁锈色小芽孢癣菌、羊毛状小芽孢癣菌、腹股沟表皮癣菌、红色表皮癣菌和星形奴卡菌等皮肤真菌也有不同程度的抑制作用。此外,芍药煎剂1:40在试管内对京科 68 – 1 病毒和疱疹病毒有抑制作用。

8. 保肝和解毒作用

白芍提取物对 D – 半乳糖胺和黄曲霉毒素 B_1 所致大鼠肝损伤与 ALT 升高,对后者所致乳酸脱氢酶(SLDH)及其同工酶的总活性升高,均有明显抑制作用。用鸭雏黄曲霉毒素 B_1 解毒试验表明,白芍提取物在一定时限内有破坏黄曲霉毒素的作用。白芍乙醇提取液在体外对黄曲霉毒素 B_1 有一定降解作用。白芍提取物 250mg/kg 灌胃,对小鼠 T－2 毒素中毒有明显解毒作用。

9. 抗诱变与抗肿瘤作用

白芍提取物能干扰 S9 混合液的酶活性,并能使苯并芘(BaP)的代谢物失活而抑制 BaP 的诱变作用。没食子酸(GA)和五没食子酰基葡萄糖(PGG)能使 BaP 的代谢物失活,PGG 能抑制 S9 混合液的酶活性。以小鼠 P－388 白血病细胞实验表明白芍提取物能增强丝裂霉素 C 的抗肿瘤作用,此外尚能抑制丝裂霉素 C 所致的白细胞减少。

10. 其他作用

白芍成分芍药苷元酮 0.04% 对小鼠膈神经膈肌的神经肌肉接头有去极化型抑制作用。芍药在体外对大鼠眼球晶体的醛糖还原酶(RLAR)活性有抑制作用。芍药治疗糖尿病性神经病可能与其对外周神经的 RLAR 抑制作用有关。白芍提取物对脑啡肽受体、α－肾上腺素受体,血管紧张素 Ⅱ 受体,β－羟基－β－甲基戊二酸辅酶 A、补体系统、胆囊收缩素和嘌呤系统转化酶等有不同程度的抑制作用。芍药提取物 25mg/ml 对化合物 48/80 诱导的肥大细胞组胺释放有明显抑制作用。

(八)桂枝

1. 抗菌作用

桂枝醇提物在体外能抑制大肠杆菌、枯草杆菌及金黄色葡萄球菌,有效浓度为 25mg/ml 或以下;对白色葡萄球菌、志贺痢疾杆菌、伤寒和副伤寒甲杆菌、肺炎球菌、产气杆菌、变形杆菌、炭疽杆菌、肠炎沙门菌、霍乱弧菌等亦有抑制作用(平板挖洞法)。

2. 抗病毒作用

用人胚肾原代单层上皮细胞组织培养,桂枝煎剂(1:20)对流感亚洲甲型京科 68－1 株和孤儿病毒(ECHO11)有抑制作用。在鸡胚上,对流感病毒有抑制作用,以 70% 醇浸剂作用较好。

3. 利尿作用

用含桂枝的五苓散 0.25g/kg 给麻醉犬静脉注射,可使犬尿量明显增加,单用桂枝静注(0.029g/kg)利尿作用比其他四药单用显著,故认为桂枝是五苓散中主要利尿成分之一,其作用方式可能似汞撒利。

第二章 经方应用研究

柴胡桂枝汤原系汉代张仲景为治太少同病所拟,《伤寒论》原文第146条谓:"伤寒六七日,发热,微恶寒,支节烦疼,微呕,心下支结,外证未去者,柴胡桂枝汤主之。"发热、微恶寒、支节烦疼是太阳证未罢,微呕、心下支结是少阳病症,证属太阳少阳同病。文中叠用了两个"微"字,说明表证虽不去而已轻,里证虽已见而未甚。故取桂枝之半,以散太阳未尽之邪;取柴胡之半,以解少阳微结之证,冠名柴胡桂枝汤。

第一节 理论阐微

柴胡桂枝汤证病主要致病因素为气郁和风寒,并常含正气不足之潜在病因。由于正气不足,包括脾虚、营卫虚弱、气阴不足、气血虚弱,外邪因入,经气郁滞,少阳枢机不利。气机的郁滞又可致相火疏泄不畅,郁热内生;三焦水道不通,致使湿浊、痰饮停滞;气血运行不畅,瘀血内停;故病症常夹热、挟湿、挟瘀。另寒为阴邪,其性凝痹,亦可使气机郁滞,故常为其诱因。其病机总体而言,外感类主要为体虚外感,太少经气不利;内伤病变主要为脏腑气机不和,牵涉肝脾的病变,以肝郁气滞、气血不和、肝郁脾虚为主。病位可涉及全身各个脏器及太阳、少阳经循行部位。由于柴胡桂枝汤证病涉太少两经,太阳主表,少阳主枢,又气郁为患,牵涉脏腑较多,致其症状亦变化多端,可概括为以下数个方面。

·主症:包括少阳病八大主症(往来寒热、胸胁苦满、嘿嘿不欲饮食、心烦喜呕、口苦、咽干、目眩、脉弦)及外感风寒的症状(发热恶寒、汗多、头身疼痛)。

·太阳少阳经循行部位的症状:头、项、肩背、腰、肢体侧面、关节等部位出现的不适。

·相关脏腑病变:多为肝气郁滞(胁痛、胃痛、心烦、易怒等)及脾阳虚弱(纳差、乏力、舌质淡、面色㿠白等)的证候。

·气血不和的病变:包括气郁而兼血脉痹阻不通(腹胀、胁痛如刺、面色鳖黑、脉沉弦、舌质紫暗)和气血阴阳失调的精神、神志异常(癫痫、抑郁)。

在临床应用中,历代医家既遵《伤寒论》第146条之宗旨,又有一定的发挥如王焘在《外台秘要·第七卷·寒疝腹痛门》中用以治"心腹卒中痛者"。王叔和的《脉经·卷七·病发汗以后证》言"发汗多亡阳,谵语者,不可下,与柴胡桂枝汤和其荣卫,以通津液,后自愈"。王肯堂在《证治准绳》中用以治疟疾"身热多汗"。《伤寒明理论》用以治"阳明病,脉浮紧,潮热盗汗"。《类聚方广义》用以"治疝家,腰腹拘急,痛连胸胁,寒热休作,心下痞硬而呕者"等。近现代的医家对柴胡桂枝汤的应用更是不仅仅局限于外感,而扩大到内外妇儿、疑难杂症各科。湖北中医药大学梅国强教授就曾在《论扩大〈伤寒论〉方临床运用途径》一文中提出在运用时要"突出主证,参以病机""谨守病机,不拘证候""根据部位,参以病机""遵古酌今,灵活变通",从而广泛运用于临床。

其现代应用大体可分为5类:①以发热恶寒、胸胁苦满、口干口苦为审证要点的虚人外感、内外伤发热、反复呼吸道感染等。②以肝胆气郁,脾阳不足为辨证要点的消化系统疾病,如急、慢性胆囊炎、消化性溃疡、慢性胃炎、慢性胰腺炎等。③以气滞血瘀、气血同病为主要证候的循环系统疾病,如心律失常、冠心病心绞痛、高血压、早期肝硬化等。④以惊、抽、搐、挛等气机不和为审证要点的精神、神经系统疾病,如癫痫、失眠、神经衰弱、神经官能症等;⑤以气机紊乱、升降失职、阴阳失调等为审证要点的妇女更年期综合征、呃逆、精神紧张、汗出过多等。

现代药理研究表明:①对反复呼吸道感染者能显著增强机体的细胞免疫功能,使免疫功能低下状态得到纠正,以发挥正常的抗感染免疫作用。②能调节内分泌,预防胰腺炎复发以及慢性胰腺炎急性加重。③抗衰老和抑癌的作用。④能够抑制胃蛋白酶的分泌,减低胃液对黏膜的损害作用而起到抗溃疡作用。⑤具有显著的解痉作用。⑥具有抗癫痫及镇静作用。⑦对于急性炎症性疾病有一定的抗炎作用。⑧具有保肝作用,而且本方毒性小,动物实验表明连续口服4周,对生长发育、肝、脾、肾上腺、胸腺的重量等均无显著影响。

药味药量的加减化裁:柴胡桂枝汤原方用小柴胡汤与桂枝汤各取原剂量的二分之一而成。方中以柴胡为君,使少阳之邪开达,助桂枝使邪得以仍从太阳而解;黄芩清内热;少阳证必呕,而心下支结,接近胃口,故用人参、生姜、半夏,通胃阳以助气;人参、甘草、大枣补虚防邪之内陷;虽曰和解,亦为开达祛邪之法。柴胡桂枝汤在临证的具体应用中多有加减化裁。这些加减化裁中有据方加减,也有据理加减,变化较大,以使之能针对不同的病因、病机起到良好的治疗效果,这也是其应用范围广泛的原因之一。药味的加减:若病因已不纯为风寒,无明显虚损之象而兼湿挟热者,则滋腻之人参、甘草、大枣,温热之姜常裁去,加行气、利湿清热之品如苍术、厚朴、藿香、砂仁以助其功;气滞而兼血瘀者多配活血之药如丹参、郁金、牡丹皮、牛膝,甚则鳖甲、土鳖虫之类。阴虚者去温燥之半夏;脾虚无热象者去苦寒之黄芩。

药量的变化:柴胡桂枝汤方中诸药随所治病症不同,药量的变化幅度也较大。据黄希统计,方中柴胡一般用量为 15~20g,而在治疗急腹症中可用至 48g,用以治疗气机郁滞的病症中则用量较小,为 5~15g。桂枝在表证或寒证明显时用量为 10~15g,最大量用至 30g;而在热象明显时仅用 5g,起通络作用。白芍一般用量为 9~15g,但在痛证、热证、阴虚证以及治疗神经性疾病时可用至 30g。黄芩、半夏、人参变化较小,一般剂量为 6~15g。生姜多为 6~18g,或 3~5 片。甘草常为 3~9g。大枣多用 3~9 枚。

柴胡桂枝汤临证应用广泛,涉及各科多种病症。分析其应用广泛的原因主要为:①柴胡桂枝汤证属太少同病,涉及肝、胆、脾、肺等脏腑及营卫气血的变化,同时经络循行面积比较广,而疾病的发生发展无外脏腑失调及气血失和,故其应用范围较广。②中医异病同治的理论支持:柴胡桂枝汤证的病机可见于多种疾病的某一阶段,故虽主症不同,病机相似则可应用。③原方组方严谨,诸药配伍巧妙,而临证时又多有药味及药量的加减,更扩大了其应用范围。④现代药理研究对临床应用的指导。凡因外感病而用者,自是以其发汗解肌,和解少阳,以期太少双解;有因内伤杂病而用者,则谨守病机,知常达变。同时,经方的应用推广,主要在于对相似因、机、位的变通用,故治疗以经方为法,有兼夹证候时需化裁圆通,方能宗仲景之旨,而又有所发挥。

第二节　证治特色

一、外感内伤,经脉不利,脏腑相关

本方治疗外感病,不论西医之诊断如何,总以《伤寒论》第 146 条为归属,其辨证用方,尚属不难,故略之不论。而外感内伤相兼,或纯为内伤杂病而用此方,其原理虽与 146 条相通,而其具体运用,则需医者能动思辨,依其规矩,自为方圆,兹引 2 例以剖析之。

◎案

倪某,女,34 岁。诉午后低热,周身疼痛 2 个月,加重半月。2 个月前开始低热而恶风,周身酸痛,自认为感冒,而服强力银翘片之类不效,故而就医,中西药杂投,治疗未断,而病症依旧。近半月来,不唯低热(37.3 ~ 37.5℃)不退,仍恶风寒,且周身酸痛加重,以胸、左胁、头、项、背部为甚。伴胃脘隐痛,纳差,反胃,泛酸,偶发心悸,小便有时涩痛,大便数日一行。月经愆期,经期腰腹痛。舌苔薄白,脉数。有乙型肝炎病史多年。查:HGB 97g/

L,RBC $3.01 \times 10^{12}/L$,WBC $2.8 \times 10^9/L$。HbsAg（ + ），HbeAb（ + ），HbcAb（ + ），肝功能正常。西医诊断除乙型肝炎外,其余诊断未明。沉思良久,先作外感内伤之辨。因思 2 个月来,低热恶风,周身酸痛,又自行(或遵医嘱)服表散剂过多,似属解表不当,余邪未尽。所伴症状,如纳差、反胃、泛酸、心悸、小便涩痛、便秘等,显属内伤杂病范畴。况且内伤之候,多有脏腑功能失调,岂非低热不退之因?而低热恶风,余邪未尽,何尝不是脏腑功能失调之由?是以外感内伤,相互影响,以致缠绵难解。再辨病机之真谛,观低热恶风,发在午后,状若阴虚,而面不潮红,无咽干口燥,则知其非。盖外邪未尽,历时 2 个月,虽与表证相若,然非纯属在表;又无阳明里热征象。以三阳病症而论,其病不纯属在表,亦无阳明征象,以理求之,当是其邪入于少阳,在半表半里之间。于是则枢机不利,更兼脏腑功能失调,祛邪无力,而使热型发生变异,表现为午后低热恶风。观身痛之严重部位,俱系太阴、少阳二经循行之地,亦与上述分析相合。至于胃脘隐痛、反胃、泛酸诸症,与《伤寒论》第 97 条所言"……脏腑相连,其痛必下,邪高痛下,故使呕也"之胆木犯胃证,如出一辙。《灵枢经·经别》曰:"足太阳……别入于肛,属于膀胱,散之肾,循膂,当心入散",又曰:"足少阳……别者入季胁之间,循胸里属胆,散之肝,上贯心,以上挟咽……"本案病兼太少二经,少阳郁热上逆则犯心,下窜而碍水道;太阳经气不利,久久不解,则自然涉及其腑。以此求之,则前述胸胁头项疼痛、胃痛、泛酸、心悸、小便涩痛等,乃情理中事也。看似复杂之病,而循六经辨证执简驭繁之法,则外感内伤可寓于一方之中。方用柴胡桂枝汤加减。

处方:柴胡 10g,黄芩 10g,法半夏 10g,生晒参 8g(另煎),桂枝 10g,白芍 10g,生姜 10g,青蒿 15g,葛根 10g,当归 10g,川芎 10g,黄芪 30g,地骨皮 15g。5 剂,每日 1 剂,水煎服。

二诊:服药 5 天,体温已退至正常,而自觉午后微潮热,余症依旧,因而据证而略事增减,再服 16 日而诸症消失。继因秋收,于田间劳累太过,以致周身酸楚,恶寒发热,左侧头痛,胃脘不适,轻度压痛。显系劳复,而病机未变,仍以柴胡桂枝汤加减。

处方:柴胡 15g,黄芩 10g,法半夏 10g,太子参 10g,桂枝 10g,白芍 10g,炙甘草 6g,大枣 10g,当归 10g,川芎 10g,延胡索 15g,半枝莲 30g。7 剂,每日 1

剂,水煎服。

二诊:服药 1 周,诸症豁然,继服 2 周,未曾复发。

◎案

刘某,女,31 岁,教师。腰背痛间断发作 10 余年。患者禀赋不足,形体纤弱,自中学时代起,常觉腰背酸痛,继经 X 线摄片发现,颈椎、胸椎、腰椎骨质增生,查血沉、抗 O 均正常。近半年来不唯疼痛拘强加重,坐不耐久,平卧则痛缓。且间断低热,近月来转持续低热(37.5℃左右),微恶风寒,微汗,饮食尚可,晨起恶心,头晕,口干,舌质鲜红、苔薄白,脉弦。经中西医治疗罔效。视其腰背痛乃陈年痼疾,而低热半年,除微恶风、微汗之外,别无表证征象,当是气血虚弱,营卫失调,更兼肝肾不足,筋骨不健之象,而无关外邪。或问:既无外邪,何以寒热自汗? 答曰:气血双虚,则营卫自难协调,卫气当开者不开,当合者不合,营阴当守者不守,故而寒热自汗,此属内因所致之营卫失调。仲景曰:"病人脏无他病,时发热自汗出而不愈者,此卫气不和也。先其时发汗则愈,宜桂枝汤。"(54 条),与此相符。又头晕恶心、口干、脉弦,当是少阳见证,且前述疼痛部位,兼属太少二经。舌鲜红,苔薄白,是兼湿热征象,故以柴胡桂枝汤为法。

处方:柴胡 10g,黄芩 10g,法半夏 10g,桂枝 10g,白芍 10g,苍术 15g,黄柏 10g,莱菔子 10g,忍冬藤 30g,豨莶草 30g,老鹳草 15g,威灵仙 15g,海桐皮 15g。7 剂,每日 1 剂,水煎服。

二诊:服药 1 周,寒热已退,汗出正常,余症依旧。其后之治疗,或以黄芪桂枝五物汤,或仿右归丸法,依证增损而投,历时半年余,疼痛甚微,能坚持工作,而寒热不再。由是言之,病由外感而有太少证候者,本方主之;病因内伤而致太少证候者,本方亦佳。因思仲景之言"虽未能尽愈诸疾,庶可见病知源,若能寻余所集,思过半矣",是教人挈其辨证原理,以驭繁杂。

二、肝胆气郁,经脉不利,兼调营卫

肝胆气郁,法宜疏肝解郁,人所共知;若因气郁而致血瘀者,兼以活血,亦为常法。而病有气郁为主,更兼厥阳逆气烦扰,经脉严重阻滞者,若纯于解郁,则难制其厥阳;若兼以化瘀,则病症之重心并不在瘀血,遂尔经气难通。治当疏解肝胆气郁,并制厥阳扰动,兼调营卫以利经脉,则治法与病症相合,其效始彰。或曰何以舍气血而言营卫?《灵枢·营卫生会》曰:"中焦亦并胃中,出上焦之后,此所受气者,泌糟粕,蒸津液,化其精微,上注于肺脉,乃化而为血,以奉生身,莫贵于此,故独得行于经隧,命曰营气。"虽然"血之与气,异名同类",而活血化瘀以利经脉与调和营卫以利经脉,临床之际,仍有分辨。大凡瘀血较重者,使用前法;气郁较重者,宜乎后法,此所以兼调营卫之来由。

◎案

郑某,女,48岁。心悸数年,伴胸闷,喜叹息。时心烦,易惊惕,噩梦纷纭,胸背胀,目胀,左侧头痛,食后心下痞满。月经期小腹及腰痛,经色红,伴双乳胀痛且有结块,经后则消。舌苔薄白,脉弦缓。纵观此证,厥阴少阳气郁,显而易见;然心烦、易惊惕、噩梦、经色红,当是厥阳逆气烦扰所致。于是疏肝解郁难制郁阳烦扰,故需厥阴少阳同治,以制亢害;调营卫者,旨在通经隧,以利瘀滞之畅达。方用柴胡桂枝汤加减。

处方:柴胡10g,黄芩10g,法半夏10g,太子参10g,桂枝10g,白芍10g,生姜10g,炙甘草6g,当归10g,川芎10g,郁金10g,橘核10g,海螵蛸20g,茜草10g。7剂,每日1剂,水煎服。

二诊:服药1周,头痛缓解,情绪紧张时,偶发心悸。服药期间,适逢月经来潮,未见乳房胀痛结块,亦无腰痛,唯存胸胀、不欲食、多梦。仍守前方加首乌藤30g,再服1周,诸症消失。

按 此为柴胡桂枝汤加橘核之类,是厥阴、少阳同治而制其厥阳。其中桂枝汤调和营卫,而当归、川芎亦调营卫,以增通利经脉之效,是病不关太阳,而借用其方。海螵蛸、茜草是仿四乌鲗骨-芦茹丸意(芦茹即茜草),功能凉肝活血,以协同前述功效。

三、产后虚损,太少同病,气阴不足

产后气阴(血)不足,恒属多见,似可直补其虚,然因虚以致他病者,则治有先后之分。盖纯虚者,确补无疑;因虚致邪者,宜治其邪,兼顾其虚;邪气在急者,先治其邪,后补其虚,是承表里先后治法而加以变化。

◎案

李某,女,28 岁,心悸 4 个月。患者于 4 个月前顺产第二胎,便觉体力不支,心悸频发,伴筋惕肉瞤,心情抑郁,曾用抗忧郁西药多塞平治疗,心悸虽有改善,但头晕、头痛加剧,以头颈部为甚。失眠,口苦而干,少气懒言,饮食尚可,二便自调。经常患感冒,发则前额及两太阳穴痛剧。舌质紫暗欠润,脉缓。此证产后心悸、筋惕肉瞤、口苦而干、少气懒言,是产后气阴双虚之象,然则纯虚者,未必心情抑郁,头痛剧烈,是必因气阴之虚,而枢机运转失常,营卫难以畅达,经脉为之郁滞使然。舌质紫暗,盖由营卫不利所致,未必便是瘀血。观其痛位,只在太少二经;而心情抑郁、口苦,则属小柴胡汤证范畴。方用柴胡桂枝汤加减。

处方:柴胡 10g,黄芩 10g,法半夏 10g,生晒参 6g(另煎),桂枝 10g,白芍 10g,煅龙骨、煅牡蛎各 20g,延胡索 15g,麦冬 10g,五味子 10g,当归 10g,川芎 10g,首乌藤 30g。7 剂,每日 1 剂,水煎服。

二诊:服上药 7 剂之后,诸症大减,头颈部基本不痛,心情较为和畅。适逢感冒,仅觉周身不适,其苦不甚。仍以原方加减 7 剂,唯余筋惕肉瞤,夜寐不安,当是气阴未复之象,故以黄芪生脉饮加养血活血、宁心安神之品收功。综观治疗全程,是以疏解为主,补虚相继。

四、诸虚百损,实邪内结,和缓图之

《素问·三部九候论》曰:"实则泻之,虚则补之。"故纯虚、纯实者,尚属易治。其有虚实相兼者,则治疗颇费周折。一般来说,以实为主者,则攻其实,兼以补虚;以虚为主者,则补其虚,兼以攻实;虚实相当者,则攻补兼施,亦可酌情而定。唯大实有羸状者,一般病情危笃,救治诚难。若就大实而言,峻攻尤恐不及;就体虚而论,峻补尚嫌其缓。绝不可将虚实对立看待,而应作唯物辩证法分析。盖人体之内,决不会有无缘无故之实,亦不会有无缘无故之虚。若因邪气过实,久延不解而致正虚者,除非正气过虚,危在旦夕,则不必轻议补法。盖实邪不祛,终为正气之害。故祛得一分实邪,便可恢复一分正气,此祛邪之实,即所以补正之虚。反之,若因正气久虚,人体功能难以运动变化,或病邪相侵而实者,是正虚为邪实之根源。此时补正之虚,即所以祛邪之实。本节所言,仅以邪实致虚为例,简要说明思辨过程,重点阐述待病情缓解之后,以和缓为法,作长久之计。

◎案

尹某,男,37 岁。1994 年 9 月 27 初诊。患病毒性肝炎多年,伴肝硬化腹水、食管静脉曲张。自诉 2 个月前曾因上消化道大出血 1 次,轻度休克,而急诊住院。经用各种抢救措施,出血停止,体力略有恢复而出院。出院时,嘱用中药利水,待腹水消失后,再行手术治疗。望之形体消瘦,面色晦暗,爪甲苍白,少气无力,腹部膨隆。诉精神不振,睡眠难安,腹胀,小便少,不欲食,偶尔右胁痛。叩之有中度腹水征。下肢浮肿。舌苔薄白,脉弱。此病若论其虚,则气血内外皆虚,然则致虚之由,显系病邪未解、结为积聚所致,故取活血利水消痞为法。

处方:金钱草 30g,海金沙 15g,鸡内金 10g,泽泻 10g,益母草 30g,猪苓 10g,茯苓 30g,阿胶 10g,五灵脂 10g,制鳖甲 10g,制香附 10g,制三棱 10g,制莪术 10g。另用云南白药每日 4g,分 3 次冲服。

此方系仿二金汤、猪苓汤、鳖附散之意化裁而成,攻而不甚峻猛,以其大出血方止故也。用云南白药意在防止再度出血,且能疏络中之瘀滞。治疗 3 周,于 10 月 21 日做腹部彩超探查:无腹水征,肝脾肿大,门静脉增宽。腹胀消失,小便如常,面色晦暗大有减轻,精神好转,可以较长时间散步或弈棋。仍与上方加减治疗至 11 月中旬,未见腹水征象,然后停药。11 月底行脾切除术及贲门周围血管离断术,伤口愈合良好,月余出院。唯胸片显示盘状肺不张,膈肌升高。再次求诊,症见:胸闷、嗳气、干噫食臭、二便自调,曾以生姜泻心汤,治疗 2 周。再拍胸片:肺不张现象消失,双肺活动正常。诉食后胃脘饱胀,左上肢上举困难,酸软无力。继以香砂六君子汤略加疏肝和血之品,孰料调治月余,病症反而加重,更见胸闷憋气、肢体乏力、食欲不振、胁痛、关节疼痛等。起初,大惑不解,以为患者腹水消退,手术顺利,肺不张消失,是大病方愈无疑,又见胃脘饱胀等症,用上述方药,何以有此反常现象?

反躬自问,始觉必是方药与病症之间,尚有一间未达。因而恍然有悟:脾脏虽已切除,贲门周围血管虽已离断,但肝之积聚尚存,仍是内有大实,未可猛然进补。《金匮要略·脏腑经络先后病脉证》曰"见肝之病,知肝传脾,当先实脾""肝虚则用此法,实则不在用之"。观此,是犯实实之戒明矣;令人愧悔有加。其理虽是,而不可矫枉过正,便议攻法。盖患者毕竟正虚,又经大吐血及大手术两次创伤,若径用攻法,岂非驼医乎!补法既已失误,而攻法又不可妄行,踟蹰再三,唯从和法中求之,或能别开生面。观柴胡桂枝汤,依证化裁,则能疏导肝胆,通行三焦,伐木邪于瘀滞之中,则脾胃自无贼邪之患,水道可无停积之忧;又能调畅营卫以利经脉气血,是补不见补、攻不见攻之和缓法也。故用柴胡桂枝汤加减。

处方:柴胡10g,黄芩10g,法半夏10g,生晒参6g(另煎),桂枝10g,白芍10g,黄芪30g,当归10g,川芎10g,焦白术10g,制鳖甲10g,制香附10g。

或加制三棱、制莪术等,调理3月余,症状全部消失,体力恢复尚佳,肝硬化虽然仍在,而肝功能正常,可坚持半日工作。继以上方加减,制成丸剂,再服3个月,疗效堪称巩固。因而提出"诸虚百损,实邪内结,和缓图之"。

第三节 名医验案

一、李赛美柴胡桂枝汤运用经验探讨

(一)辨识病机,抓住主症

柴胡桂枝汤出自《伤寒论》第146条,原文曰"伤寒六七日,发热,微恶寒,支节烦疼,微呕,心下支结,外证未去者,柴胡桂枝汤主之。"柴胡桂枝汤为小柴胡汤与桂枝汤的合方,是治太少表里双解之轻剂,治外有表证而见"支节烦疼",内有少阳气郁而见"心下支结",是以表证虽不去而已轻,里证

虽已见而未甚为主要病机的病症。如章虚谷《伤寒论本旨》曰"此小柴胡与桂枝合为一方也。桂枝汤疏通营卫,为太阳主方小柴胡和解表里,为少阳主方。因其发热微恶寒,肢节疼痛之太阳证未罢,而微呕,心下支结之少阳证已现,故即以柴胡为君,使少阳之邪开达,得以仍从太阳而解也。少阳证必呕而心下支结,逼近胃口,故小柴胡用人参、生姜、半夏,通胃阳以助气,防其邪之入腑也。然则虽曰和解,亦为开达祛邪之法,故可仍从汗解。"故柴胡桂枝汤证,一是针对外感荣卫不和、血弱气尽之病机,二是针对脏腑尤其是脾胃、肝胆气机不和,该方既有和解少阳、解肌发表之功,可治外感伤寒太少两阳之病又有外和营卫,内调气血之效,可治内伤杂病营卫气血经脉不通之病。外感类,病邪兼夹较多,重心以实为主,但多有体虚受邪的背景内伤杂病类,以肝郁脾虚,胆郁犯胃为主,邪气兼夹较少,多见于素体肝胆气郁较甚,而脾胃偏虚,复因外感风寒湿引发,而致气滞不畅,木郁侮土,气郁生热,血因气滞,致使病发杂状。除针对病机外,抓主症亦是临床应用经方的思路之一。刘渡舟教授就曾经提出运用经方要抓主症的观点,认为《伤寒论》原文所昭示的六经方证,是张仲景在临证中反复提炼出来的极可靠的分析依据和辨证指标。即便它们出现在主诉病症之外,也往往反映出病变的本质。所以说"抓住主症,治好了病,也就发展《伤寒论》的治疗范围,扩大了经方使用"。主症从某种程度上反映了汤证的病机特点,当临床表现复杂而对病机把握有一定难度的时候,抓住主症可谓另辟新径。根据柴胡桂枝汤主症之支节烦疼、心下支结,李教授灵活应用其于风湿性关节炎患者,本有支节烦疼,同时又因挟有肝气而胸胁苦满,或者胁背作痛等证,方证相宜,疗效满意。

(二)把握病位

扩用《伤寒论》方剂离不开六经辨证的指导。而六经有其经络的物质基础,故扩用《伤寒论》方剂与经络有密切的关系。各经都有自己独特的循行路线,受病之经往往会在其循行部位上出现各种病症。因而,着眼于病变所在经络循行部位,然后揣度其寒热虚实之病机,选用《伤寒论》中治疗该病的相应方剂,就成为扩用经方的一个常见方法。因此,从六经辨证的角度而言,外感病中虚人外感或失治误治,外邪内传少阳,内伤杂病中,症状复杂,从病位角度考虑病机,从而选方用药。柴胡桂枝汤病涉太阳、少阳二经,既有太阳病之发热、微恶寒、支节烦疼,又有少阳气郁之内有少阳气郁而见"心下支结",临证时把握其病位、经络循行特点,运用柴胡桂枝汤于外感病及内伤杂病中。

（三）延伸治法

李教授认为,经方运用,首先应于病因、病位、病机上寻根本,而不是拘泥在病名、病症上寻枝节。同一证型,可出现于不同疾病的不同阶段而相似的病机,因病因、病位的重心不同,可出现差异性较大的临床病症表现,如肝气郁滞,可表现为胁痛,亦可表现为痛经。故经方的灵活应用,应建立在对其病因、病位、病机的掌握的基础上,才能取得良好的临床疗效。经方的应用推广,主要在于对相类似的因、位、机变通活用。如本方主治病因可由风寒推及风湿,乃因同为阴邪,产生了相通的病机气机的阻滞主治病位可由太阳少阳推及肝胆脾胃,是因为少阳气枢以肝胆为源,太阳营卫以脾胃为本主治病机可由营卫枢机不利推及气血不和,在于气血营卫标本相通卫为气之标,气为卫之本营为血之标,血为营之本。经方为法,兼夹时需化裁圆通。学中医常强调学经方的重要性,其原因在于,经方有"法"的提纲性作用。但随证候的兼夹不同,需化裁方药,方能适应临床的实际要求,并可使主治病症、病种得以推而广之。柴胡桂枝汤中的小柴胡汤可疏肝解郁,清热除烦,理脾扶正,于此证病机相合,用之可使肝气条达,少阳枢机运转,郁于半表半里之邪热得除桂枝汤为桂枝甘草汤辛甘化阳与芍药甘草汤酸甘化阴之合,用之可外和营卫,内调阴阳、理脾胃。临床掌握了其基本的病因、病机,合理化裁后应用于治疗内伤杂病如更年期综合征、风湿性疾病当中。

（四）运用特色

日本汉方医家对《伤寒论》方的运用,提供"其证同也,万病一方,其证变也,一病万方"的方证相对原则。反映在扩用《伤寒论》方剂方面,则是不论病种及主诉症状如何,只要患者出现有《伤寒论》原文中能反映疾病本质证候,即可运用《伤寒论》方剂治疗。根据门诊验案经验总结,李赛美教授运用柴胡桂枝汤治疗疾病时具有方证相对,灵活变通的特色。柴胡桂枝汤证,一是针对外感荣卫不和、血弱气尽之病机;二是针对脏腑尤其是脾胃、肝胆气机不和。外感类,病邪兼夹较多,重心以实为主,但多有体虚受邪的背景内伤杂病类,以肝郁脾虚,胆郁犯胃为主,邪气兼夹较少,多见于素体肝胆气郁较甚,而脾胃偏虚,复因外感风寒湿引发,而致气滞不畅,木郁侮土,气郁生热,血因气滞,致使病发杂状。李赛美教授师古而不泥古,通过临床实践,辨病机、抓主症、方证相对。灵活变通应用于治疗虚人外感、外感失治、误治导致的变症及内伤杂病中的更年期综合征、四肢关节疾病等,大大拓展了此方的临床应用范围。李赛美教授认为柴胡桂枝汤依据不同辨证方法而用于临床,推而广之,从不同的辨证思路来应用经方,这既是宗经典条文之旨,又有利于扩大经方的应用领域。有因外感病而用者,自然不越条之宗旨有因内伤杂病而用者,则必然会其意,引申用之,要在谨守病机,知常达变。

（五）验案介绍

1. 感冒

流行性感冒是因流感病毒侵袭人体导致的上呼吸道感染性疾病,属于中医"时行感冒"范畴,临床多见恶寒,发热,或者往来寒热,汗多,全身肌肉关节疼,纳差等症状。因是病毒感染,未合并细菌感染,多见血常规检查中白细胞不高,抗生素无效,且抗感染治疗后往往使病情反复,迁延难愈。观其主证,正符合《伤寒论》柴胡桂枝汤方义,故投以柴胡桂枝汤调和营卫、解肌发汗,疏散邪热,且寒温并用,攻补兼施,与病机甚符。

◎案

邓某,女,21岁。2006年7月1日初诊。2006年6月30日晚突发高热。症见:发热,体温38℃,汗出,恶风寒,口干稍苦,咽干痛,头痛,两侧太阳穴附近为甚,四肢肌肉酸软疼痛,涕清稀、量多,纳差,眠可,大便数日未行,舌红苔少,脉浮细。六经辨证属营卫不和,卫外功能失调,病邪涉及少阳半表半里,且正气已现不足,治疗当太少两经兼顾,用柴胡桂枝汤加味。

处方:柴胡10g,黄芩10g,生姜10g,法半夏10g,大枣10g,桂枝10g,白芍10g,青蒿10g,玄参15g,炙甘草6g,太子参30g,生石膏30g。3剂,每日1剂,水煎服。

1剂尽,患者下午体温恢复正常,剂尽,诸症悉平。

2.肩背疼痛

肩背疼痛是临床常见症状,多由于过度劳作、落枕等原因引起,肩周炎、颈椎病等疾病也会引起,具有较高的发病率。循其经脉,人体颈项后背部位为太阳经脉走循之处,肩背两侧为少阳经所过之处,太阳、少阳经脉不舒,出现颈项及背部僵直不适感,甚者出现疼痛。故用桂枝汤疏利太阳经脉,小柴胡汤疏利少阳经脉,如此则太少两经之经气运行正常,通则不痛,肩背疼痛自止。临床应用时加入葛根、姜黄、川芎、羌活等以加强活血止痛,则疗效尤佳。

◎案

梁某,女,46岁。2007年5月26日初诊。1周前出现左肩关节疼痛,背部酸痛不适,纳眠可,二便调,舌淡红,苔薄白,脉沉细。肌肉关节无红肿,活动正常。查X线示颈椎退行性变。循其经脉走行,中医辨证为太少两经经气不利,投以柴胡桂枝汤加味。

处方:桂枝10g,白芍10g,生姜10g,大枣10g,柴胡10g,黄芩10g,法半夏10g,姜黄10g,三七片10g,葛根30g,太子参30g,木瓜15g,威灵仙15g,炙甘草6g。7剂,每日1剂,水煎服。

7剂尽,诸症大减,续服3剂,诸症悉平。

3.四肢疾病

四肢疾病指四肢麻木、疼痛,或关节疼痛等症状,是临床常见的一种症状,许多疾病都可以引起,譬如西医的风湿、类风湿性关节炎,中风后遗症等。还有一些往往是主观症状多而客观体征少,各项检查结果均正常,病情时轻时重,波动性大,临床治疗非常棘手。究其病机往往是外邪侵袭,经络营卫气血失和,功能失调,经气不利,运行受阻,筋脉阻滞,痹阻关节,不通则痛,日久则易导致痰湿、瘀血停留。抓其主证,根据柴胡桂枝汤原文所讲"支节烦疼"的论述,投以柴胡桂枝汤加减治疗,和解枢机,调畅气血营卫,自然通则不痛。临床应用加祛湿、舒筋、活血的药物,如薏苡仁、葛根、三七片等。

◎案

麦某,女,40岁。2006年5月16日初诊。患者10余年前出现全身骨节疼痛,寒冷时疼痛尤甚,恶寒,口稍苦,白带量多,月经提前,纳可,眠差,二便调,舌淡,苔白滑,脉弦滑。按风湿治疗无效,关节肌肉无红肿,无压痛,肢体关节活动正常。中医辨证为枢机不利,寒湿凝滞,经络气血营卫失和。治以畅枢机、祛寒湿、调和经络气血营卫。方用柴胡桂枝汤加味。

处方:柴胡10g,黄芩10g,生姜10g,大枣10g,法半夏10g,桂枝10g,白芍10g,三七片10g,茯苓15g,葛根15g,薏苡仁30g,太子参30g,炙甘草6g。5剂,每日1剂,水煎服。

二诊:5月23日。服上药后全身骨节疼痛好转,手稍许疼痛,天气变寒及雨天时关节仍疼痛,纳可,眠稍差,小便可,舌淡,苔薄润,脉弦滑。继用上方去葛根加牡蛎30g、浙贝母10g,5剂。5剂后患者诸症悉平。

4.更年期综合征

妇女更年期综合征属于中医学"绝经前后诸证"的范畴,女子以阴血为本,以肝为用,肝肾不足,疏泄失常,气机郁滞,阴阳失衡,是导致该病发生的主要因素,肝肾不足,必然影响到脾、心诸脏,从而导致脏腑功能紊乱,机体阴阳气血营卫失调,故治当调补肝肾,畅达枢机,平衡阴阳,调和营卫。对于本病之治,单纯补肾虽有一定的疗效,但一则疗效不能巩固,再则多见无效,关键问题在于此类患者多有邪气郁遏,肝郁不舒,少阳枢机不转及阴阳营卫失调之病机,治当攻补兼施,标本同治。柴胡桂枝汤中的小柴胡汤可疏肝解郁,清热除烦,理脾扶正,于此证病机相合,用之可使肝气条达,少阳枢机运转,郁于半表半里之邪热得除桂枝汤为桂枝甘草汤辛甘化阳与芍药甘草汤酸甘化阴之合,用之可外和营卫、内调阴阳、理脾和胃,自古即为烘热汗出之效方,《伤寒论》中以之治疗"脏无他病,时发热自汗出而不愈者"即是明证。

◎案

张某,女,48岁。2006年10月21日初诊。患者于2005年初开始月经紊乱,全身乍寒乍热,颜面阵阵潮热,随即汗出,颈以上为甚,夜间手足心发热,心烦,口苦,咽干,眠差,舌淡红,苔薄白,脉弦细。曾服知柏地黄丸、逍遥丸等,效果不佳。辨证为肝肾不足,营卫不调,邪郁少阳,气机郁滞。方用柴胡桂枝汤加减。

处方:柴胡10g,黄芩10g,生姜10g,大枣10g,法半夏10g,桂枝10g,白芍10g,当归10g,女贞子15g,墨旱莲15g,生地黄15g,何首乌30g,太子参30g,生龙骨30g,生牡蛎30g,炙甘草6g。5剂,每日1剂,水煎服。

5剂尽,诸症减,继服5剂后,诸症悉平。以调补肝肾药物调理巩固。

二、张怀亮教授运用柴胡桂枝汤经验

(一)感冒

◎案

魏某,女,23岁,低热3周。3周前受凉感冒后出现头痛,咳嗽痰少,发热38℃左右,恶寒。症见:持续低热,白天体温37℃,夜间体温37.2~37.3℃,恶寒,汗出,头痛,咽痛,咳嗽,时时欲呕,身乏力,大便一周一次,无所苦,月经量可,1~4个月一行,经期腹痛。舌暗,苔薄白腻,脉滑数,给予柴胡桂枝汤加陈皮、牛蒡子、五味子、茯苓,5剂即愈。

按 本案患者乃是柴胡桂枝汤原方主治的经典病例,患者感冒3周,仍见恶寒、发热、汗出、咳嗽等症,知是表邪未解;小柴胡汤原方后言:"但见一证便是,不必悉具",症见咽痛,欲呕,乃是邪入少阳,因而给予柴胡桂枝汤,牛蒡子利咽兼能润肠通便,加五味子、茯苓,取苓桂五味甘草汤之意,用此方治疗干咳无痰,每获良效。纵观全方,兼顾患者病情各个方面,然各有其道,如吴鞠通化癥回生丹方后言:或者病其药味太多,不知用药之道,少用独用,则力大而急;多用众用,则功分而缓。古人缓化之方皆然,所谓"制之师不畏多,无制之师少亦乱也"。

(二)郁证

◎案

李某,女,35岁。急躁、恐惧3年。患者3年前出现急躁、恐惧,经西药及中药汤剂治疗不效,来诊时倦怠乏力,急躁易怒,独处时有恐惧感,畏寒,纳可,眠可,口中和,二便尚调,观舌淡,边有齿痕,苔薄白,切脉沉细,处以柴胡桂枝汤加茯苓、干姜、磁石,7剂,每日1剂,水煎服。

加减服1个月后,急躁、恐惧消失,唯仍不敢独处,舌红,苔薄白,脉细,中药以上方加炒酸枣仁15g、柏子仁15g、黄芪30g,服上方半月后病如瘥。

按 此案患者属于中医"郁证"范畴,急躁、易怒因肝气不舒,不敢独处乃是心胆气虚表现,处以柴胡桂枝汤,方中小柴胡汤可疏肝解郁,使肝气条达,少阳枢机运转,桂枝汤则内调阴阳,初诊见患者舌淡有齿痕,且畏寒,有脾虚之象,故加茯苓、干姜温中健脾益气,急躁易怒消失唯不敢独处,则心胆气虚明显,加酸枣仁、柏子仁以养心胆之气,《本草汇言》说酸枣仁能"补五脏,如心气不足,惊悸怔忡,神明失守",《本草纲目》"其仁甘而润,故熟用疗胆虚不得眠";柏子仁具养心血之功,《本草纲目》"养心气,润肾燥,安魂定魄",《药品化义》"柏子仁……香气透心,体润滋血",黄芪升气,补气,《医学衷中参西录》"黄芪性温,味微甘,能补气,兼能升气,善治胸中大气下陷",三药均可补养心胆气血,故患者服柴胡桂枝汤合此二药半月后心胆气虚去,不敢独处亦愈。

(三)不寐

◎案

张某,女,54岁。入睡困难2月余。患者2个月前因情绪波动后出现失眠,入睡难,易醒,多梦,梦一般,心烦甚,全身倦怠乏力,情绪低落,时心悸,善太息,不畏寒,纳可,喜热,口干、口苦、口黏,时潮热汗出,二便调。舌暗,苔腻,脉沉细,患者就诊以来先后服用酸枣仁汤、一贯煎等效果不明显,后使用柴胡桂枝汤加合欢花、炒酸枣仁、生龙骨、生牡蛎、首乌藤、太子参7剂而获效。

按 此案患者除不寐外,兼见潮热汗出、口干苦等阴虚内热之象,故先用一贯煎、酸枣仁汤等清热除烦,养阴安神之剂,然不效,知患者不寐乃是因肝胆郁热,营卫失和所致,故取柴胡桂枝汤、小柴胡汤疏肝解郁,兼清邪热。《灵枢·口问》:"卫气昼日行于阳,夜半则行于阴,阴者主夜,夜者卧,阳者主上,阴者主下,故阴气积于下,阳气未尽,阳引而上,阴引而下,阴阳相引,故数欠。阳气尽,阴气盛,则目暝;阴气尽而阳气盛,则寤矣。"今患者营卫失和，卫气独行于外，阳不入阴故不能眠，故用桂枝汤调和营卫、燮理阴阳，再加解郁安神养阴之品7剂而瘳。

（四）颤证

◎案

张某，女，64岁。下肢震颤2月余。2个月前始出现右腿颤抖，在门诊服药后腿部颤抖消失，仅遗留右脚趾颤抖，口齿常不自主咀嚼，心烦明显，时有心悸胸闷，欲太息，情绪低落、紧张恐惧，时有幻听，闻人语声，纳少不欲食，时时呃逆，口干口苦，阵发潮热汗出，入睡困难，多梦，大便干，两日一行，舌淡胖暗，苔薄白微腻，脉沉。治以清肝胆、和营卫、宁心神。方用柴胡桂枝汤加炒酸枣仁、生龙骨、生牡蛎、枸杞子、山茱萸、黄柏、淫羊藿、党参7剂获效，口齿咀嚼及脚趾颤抖基本消失。

按 此患者初看症状复杂多样，头绪难寻，然化繁为简，除去足趾颤抖，心烦急躁、情绪不平、口干口苦，呃逆等是肝胆郁热之象，入睡难且多梦、潮热汗出是为营卫失和、阴虚有热，紧张恐惧、幻听、闻人语声乃心神不能内守，故立清肝胆、和营卫、宁心神之治则，方选柴胡桂枝汤，加用生龙骨、生牡蛎、酸枣仁以宁心安神，并加枸杞子、山茱萸、黄柏、淫羊藿等滋补肝肾、和洽阴阳，纵观全方，无针对止颤之药，而足趾颤抖愈，说明临证只要谨守病机，即使不针对某一症状单独用药亦能有良效。正所谓：谨守病机，各司其属，有者求之，无者求之。

柴胡桂枝汤自张仲景创用至今，已广泛应用于治疗神经精神、消化、循环、呼吸等多系统疾病，实验研究证明：柴胡桂枝汤可以增强机体免疫功能，减轻致病因素对机体损伤，提高机体的抗病能力，其在外感和内科杂病的应用中，已远大于本方在《伤寒论》中用于治疗"太阳之表不解兼见少阳证"的主治范围，究其原因在于柴胡桂枝汤组方巧妙：以小柴胡汤和解少阳之邪，清肝胆之热；以桂枝汤调和营卫，两方合用共奏清肝胆、和营卫之功，临床上无论何病，但病机相合，均可根据病因病机灵活加减配用他药，恰当应用必获奇效。

三、贺娟教授临床应用柴胡桂枝汤验案 2 则

（一）全身不适、难以名状

◎案

马某,女,64 岁。2011 年 6 月 5 日初诊。自诉全身不适无定处。两腋、肋下胀闷疼痛,难以忍受,需不断按揉方可缓解,且从颈项、肩部、腰背部至大腿部有冷感,感觉有冷风直吹颈项部。情绪悲伤,常哭泣不止,口苦,食欲不佳,大便少,睡眠欠佳。舌红,苔薄白,脉滑。治以太少两解、宣展枢机。方用柴胡桂枝汤加味。

处方:柴胡 18g,黄芩 12g,党参 8g,清半夏 10g,桂枝 15g,白芍 15g,生姜 3 片,大枣 15g,炙甘草 10g,小麦 30g,片姜黄 15g。7 剂,每日 1 剂,水煎服,每日 2 次。

二诊:服上药 2 剂后,哭泣症状消失,5 剂后腋下、胁下疼痛基本消失,其他症状均有减轻。但近 2 天下肢及胯部出冷汗,并且汗后疼痛,且时觉面部有肿胀感,排尿多。刻下脊柱两侧发凉感较明显,畏风,不敢坐凉板凳、吹空调。考虑患者卫气不足、卫表不固,于前方加白术 10g、防风 30g、鹿角霜 10g 以加强温阳益气固表之力。继服 7 剂。

三诊:自诉服药后肩背怕冷症状好转,言自己捏揉肩部可以减轻冷风吹的感觉,伴胸闷心慌。鉴于患者肩背怕冷捏揉后减轻,又兼见胸闷心慌等不适,考虑为局部血脉瘀滞所致,更于前方加全蝎 6g、地龙 6g、丹参 30g 以改善血液循环。再服 7 剂。

随后患者再诊时诉出现眼部不适、恶心、手颤、多梦等不适,但主症已明显减轻,故仍以柴胡桂枝汤为主方随证加减。2012 年春节,患者女儿反馈,已停药月余,无明显不适。

按 两腋、胁下为足少阳胆经循行部位,后颈、腰背至大腿部为足太阳膀胱经循行部位,故两腋、胁下胀闷疼痛,从颈项、腰背至大腿部有冷感,此为太阳、少阳合病;患者情绪悲伤,常哭泣不止,为肝失疏泄、少阳枢机不利所致。故用柴胡桂枝汤方开太阳以祛外邪,疏少阳以利枢机,治疗邪郁太少之

全身不适,切合病机,故效如桴鼓。

(二)掐按肌肉呃逆

◎案

李某,女,59 岁。2013 年 5 月 12 日初诊。呃逆 3 年,掐按皮肤肌肉则呃逆连声,并自觉呃逆凉气。伴胸闷痛不适,喜揉按,手指有肿胀感。大便不成形,每日 1 次,睡眠可。舌淡暗,苔薄白,脉弦。治以疏肝理气、调和营卫、降逆止呃。方用柴胡桂枝汤加味。

处方:柴胡 12g,桂枝 15g,白芍 15g,炙甘草 10g,生姜 3 片,大枣 15g,法半夏 10g,党参 10g,黄芩 10g,白术 30g,茯苓 30g,旋覆花 10g,代赭石 10g,羌活 1g,丹参 30g,水蛭 6g,虻虫 3g。7 剂,每日 1 剂,水煎服,每日 2 次。

二诊:呃逆明显减轻,自觉呃逆凉气减少,背凉减轻,本次掐按身体后不再呃逆,但仍稍胸痛,大便不成形,每日 2 次。效不更方,于前方加肉桂 10g、赤石脂 10g、片姜黄 15g。继服 7 剂。后随诊服药月余,随访未复发。

按 呃逆,《黄帝内经》本谓之"哕""气逆"。虽然其病因复杂,可由多种疾病引起,但最终都是因胃气上逆动膈而成,故《素问·宣明五气论》曰:"胃为气逆,为哕。"肝胆气机郁滞导致胃气上逆亦是呃逆的病机之一,《素问·藏气法时论》所言"肝病者,两胁下痛引少腹,令人善怒,虚则目䀮䀮无所见,耳无所闻,善恐如人将捕之,取其经,厥阴与少阳,气逆则头痛,耳聋不聪,颊肿,取血者",即描述了肝气郁滞、肝胆同病所致"气上逆"之呃逆证。掐按全身肌肉出现呃逆之象临床并不罕见,考《金匮要略·脏腑经络先后病》,其云:"腠者,是三焦通会元真之处,为血气所注。"三焦外应皮肤腠理毫毛,营卫循脉,循环周身,内至五脏六腑,外至腠理、皮毛,而腠理又是营卫流通交会的场所之一,可知呃逆与三焦枢机不利及营卫不和有关,故给予柴胡桂枝汤治疗。此方乃小柴胡汤合桂枝汤各取半量,以小柴胡汤和解少阳,疏利三焦,条达上下,宣通内外,运转枢机;取桂枝汤之调和营卫气血、燮理阴阳之功。两方相合共奏疏通三焦气机、调和气血阴阳之功效,恢复脏腑经络气化功能,并处以旋覆代赭汤降逆止呃,标本兼治,故疾病乃除。正如《中藏经》所云:"三焦通,则内外左右上下皆通也,其于周身灌体,和内调外,荣左养右,导上宣下,莫大于此者也。"

贺娟教授对柴胡桂枝汤的临证思路的理解,重视对太阳少阳合病的阐发,尤其注重少阳经的循行部位与络属的脏腑。其一,"少阳"从经脉的角度可分为足少阳胆经、手少阳三焦经,且足少阳胆经是人体循行线路最长的一条经脉;从脏腑角度又包含了胆和三焦两腑,而三焦腑是分布于胸腹腔的一个大腑,正如张景岳所说:"三焦者,曰中渎之腑,是孤之腑,分明确有一腑,盖即脏腑之外,躯体之内,包罗诸脏,一腔之大腑也。"少阳病变的特征之一是病变部位广泛、临床症状复杂,病人表述常莫衷一是,痛苦难以名状。其二,《素问·阴阳离合论》云:"太阳为开,阳明为合,少阳为枢。"又《难经》曰:"三焦者,气之所终始也。"明确说明了少阳为人体内外气机运转之枢纽,是全身之气升降出入的通道,总司人体气化,故本方具有转枢气机的作用。其三,"太阳"不仅主表,还与营卫之气有密切的联系,桂枝汤的功效便可佐证,本方除治疗表有邪以外,对内伤杂病中见营卫不和者亦可用之。故在临床上,凡遇病位不一,病症复杂,且无明显寒热虚实,或见气机阻滞、运行不利,或见营卫失和,凡属太阳少阳合病,大可用之,往往可以收到事半功倍的效果。

四、王长洪教授运用柴胡桂枝汤的经验述要

(一)感冒

现今感冒,失治尤多。因为感冒均以病毒感染为多,无合并细菌感染,抗生素无效,且抗感染治疗后往往使病情迁延不愈,临床多见往来寒热、体虚多汗、头痛头晕、周身关节肌肉疼、纳差、胃脘不适等证,正符合《伤寒论》中柴胡桂枝汤方义,每年春秋流感发生,临床多以原方治之,随手取效。现在临床治感冒,一见发热,就投以桑菊、银翘辛凉之品,这是误区。柴胡桂枝汤调和营卫、解肌发汗,才是正治。

(二)感染后低热

无论是外感发热或是内伤发热,只要药证相符,应用柴胡桂枝汤治疗,均可取得一定的疗效,因为桂枝汤调和营卫,方中桂枝、生姜、甘草辛甘化阳,芍药、甘草酸甘化阴,生姜、大枣、甘草补益脾胃,益气和中,并用滋阴和

阳,中气得健,疾病焉有不愈;小柴胡汤中柴胡质清味薄,能疏少阳之郁滞。黄芩苦重,善清少阳相火,半夏和胃降逆,人参、大枣、甘草益气和中,扶正祛邪,实里以防邪气深入,全方寒温并用,攻补兼施,升降协调。外证用之,重在和解少阳,疏邪透表;内证用之,还能奏疏利三焦,条达上下,宣通内外,和畅气机之效。两方合用,营卫得和,脾胃得健,枢机得利,太少双解。

◎案

某,女,26岁。以低热1月余就诊,西医诊断系传染性单核细胞增多症,抗生素治疗2周罔效。症见:发热轻、恶寒亦轻,体温37.8℃,周身疼痛,心烦纳呆,舌红苔白,脉细数。方用柴胡桂枝汤加板蓝根、大青叶治之,3剂体温降至正常,7剂后患者痊愈出院,未再复发。

（三）功能性发热

本病为自主神经功能紊乱所致,临床以经前期妇女、外科术后患者多见,西药治疗办法不多,以柴胡桂枝汤治疗,常收奇效。

◎案

某,男,35岁。术后发热2月余,体温波动无规律,常达40℃以上,化验血常规、生化指标均正常,经多方会诊治疗无效。症见:患者术后意识不清,发热,微恶寒,脉弦细而数,此系功能性发热,乃营卫失和,腠理失疏所致,停用所有抗生素,方用柴胡桂枝汤治之,六七日体温降至正常,神志转清,后于行功能恢复锻炼半年余,康复出院。

（四）内伤发热

临床很多疾病可引起内伤发热,包括肿瘤、血液病、结缔组织病等,皆以正气不足,易感外邪为主,一旦引起发热,患者大多体质虚弱,选用抗生素而至菌群失调,治疗十分棘手。应用柴胡桂枝汤加减,多能获效。

◎案

某老年患者,发热6月余,体温波动在38～39℃。持续不退,西医诊断为自身免疫性溶血性贫血,曾用大剂量激素冲击治疗,家属恐其不良反应,故求诊于中医。症见:往来寒热,心烦喜呕,嘿嘿不欲饮食,支节烦疼,微咳,舌红苔燥,脉弦。方用柴胡桂枝汤原方治之,半月发热止,诸症皆减,原方去黄芩续服 1 个月而愈,随访半年未复发。

(五)胃脘痛

柴胡桂枝汤以治疗少阳兼见表证疾患为主,因少阳多郁,若少阳为患,气机失常,脾胃受伐,导致脾胃升降运化失常,而见胃脘支结不舒,恶心欲呕,不欲饮食,运化失常则见肌肤失养,筋肉疼。方中小柴胡汤和解少阳,使气机得畅,脾胃从桎梏而出,加之桂枝汤调和脾胃,健中补气。临床上以此方加减治疗慢性萎缩性胃炎、胆汁反流性胃炎、消化性溃疡等疾病数百例,多有效验。

◎案

某,男,32 岁,患克罗恩病。辽北农村个体经营者,全家赖其收入为生,发病表现为间断低热,恶心呕吐不欲食,胃脘支撑满闷作痛,胃镜下见十二指肠水平部及空肠起始部黏膜弥漫性充血、水肿,可见多处溃疡形成,病理见溃疡深达肌层,未见肉芽组织生长,辗转就诊未有进展,后求治中医。方用柴胡桂枝汤改桂枝为肉桂,芍药、甘草用量加倍,加蒲公英、紫花地丁各 15g 治之,10 日腹痛得缓,发热已去,正常进食,续服 20 剂,复查胃镜见原病变部位肠黏膜光滑,蠕动正常。

(六)胁痛、黄疸

少阳胆经为病,见身目黄染,胁肋胀满,呕吐,不欲饮食,口苦,咽干,脉弦,吾师认为小柴胡汤和解少阳,加以桂枝汤,调和营卫,发表解肌,使黄从汗去,常收奇效。梗阻性黄疸患者,每遇少阳胆经证者,以该方投治,并以酒大黄、厚朴、枳实等通腹之药合用,效果灵验。

◎案

某老年患者,西医诊断为胆总管结石、化脓性胆管炎。症见:身目黄染,发热寒战,恶心呕吐,胁肋胀满疼痛,急诊行内镜下介入取出结石,术后服用柴胡桂枝汤加蒲公英、败酱草各 15g,1 周得愈,无任何手术并发症出现。

(七)胸痹

胸痹心痛病机不外心气血阴阳不足,兼以血瘀、痰浊等邪阻滞血脉。柴胡桂枝汤方中桂枝、甘草辛甘化阳,以助心胸之阳;芍药、甘草酸甘化阴;人参、生姜、大枣、甘草等益气生血,气血阴阳面面俱到,加之柴胡疏肝理气,半夏降逆和胃,气机得以调畅,切中胸痹基本病机。临证时兼有血瘀者加用桃仁、红花、赤芍等活血化瘀;兼有痰浊者,加用石菖蒲、胆南星、白术等健脾祛痰;阴血虚重者加阿胶、熟地黄、麦冬等滋阴养血。

◎案

王某,78 岁。自诉心慌、心烦、胸闷、气短,易自汗出,几天前因家事不顺心,遂觉症状加重,心前区闷痛,查见面色白,声音低微,舌淡,苔白,脉细弱,中医诊断为心阳气不足兼有气郁。方用柴胡桂枝汤治疗,果然 6 剂诸症皆减,半月后症状全无。

（八）郁证

郁证是由于情志不畅,气机郁滞所引起的如心情抑郁,情绪不宁,胁肋胀满,或易怒善哭,或咽中异物,失眠等一系列复杂症状,日久可以耗伤心气营血,以致心神不安,脏腑阴阳失调。古时有气、血、痰、湿、热、食六郁之分,但以气郁为先。王长洪教授以为,郁证之患,与阴阳失和,枢机不利有关,气郁之心烦,微呕,心下支结,腹胀,嘿嘿不欲饮食,周身不适等证皆可见于《伤寒论》柴胡桂枝汤证条,虚证郁证之气血阴阳失和亦可出现上述症状,治疗无论虚实,均可给予柴胡桂枝汤加减服用,且无论新恙久病,总与香橼、佛手合用,取其药性平和,理气而不伤阴,不忘百郁皆以气郁为先之古训。

五、刘渡舟教授用柴胡桂枝汤治疗顽疾选萃

（一）治疗肩背疼痛

肩背疼痛是临床常见的一种症状,多因落枕、长时间伏案写作、打字、劳作等原因引起,体力劳动者与脑力劳动者均有较高的发病率。另外,颈椎疾病、肩周炎等疾病也会引起这种症状。刘渡舟教授认为,太阳经脉走循人体之颈项后背部位,所以,太阳经脉不舒时,多出现颈项以及背部的僵直不舒感,甚至出现疼痛。张仲景在《伤寒论》中主要采用解肌祛风、生津疏络的治

疗方法,依据有汗无汗而出两方,有汗者用桂枝加葛根汤;无汗者用葛根汤。如颈项背部与两肩部同时出现疼痛,则上述两方的疗效就不甚理想。因为两侧不属于太阳经脉循行的部位,而是少阳经肺所过之处,这时,宜用小柴胡汤疏利少阳经脉,故用桂枝汤疏利太阳经脉,太少两经之经气运行正常,则肩背疼痛自止。此即刘渡舟教授用柴胡桂枝汤治疗肩背疼痛的机制所在。临床应用时,又常加入葛根、姜黄、红花、羌活、独活、川芎以加强活血、止痛之功,不论新久疼痛,多能应手而愈。

（二）肝气窜证

刘渡舟教授认为,肝气窜证一名虽未见医籍记载,但其症状是自觉有一股气流在周身窜动,或上或下,或左或右,凡气窜之处,则有疼痛和发胀之感,此时患者用手拍打痛处,则伴有嗳气、打饱嗝,随之其症状得以缓解。此病多属西医所谓的神经官能症之类,以老年妇女为多见,中年妇女以及男性偶见。此病单纯采用疏肝理气的方法治疗往往效果不好。刘老经过多年实践,总结出用柴胡桂枝汤调气活血,而能效如桴鼓。本方用小柴胡汤和解少阳而能疏肝理气,用桂枝汤调和营卫而能通阳活血,气血调和,则诸症自愈。在临床应用时,常加入佛手、香橼,则疗效尤佳。

（三）肝硬化

刘渡舟教授治疗肝脏疾病,擅从调理气机升降出入着手,临床喜用柴胡类方,并加减出了一系列效方,如治疗肝病气分的柴胡解毒汤、治疗肝病血分的柴胡活络汤等,临床均有神奇疗效。而肝病患者日久不愈,由气及血,由经及络,出现腹胀、胁痛如刺、面色黧黑、脉来沉弦、舌质紫暗、边有瘀斑等证。西医检查白球比(血浆白蛋白和球蛋白的比值,又称 A/G)倒置、麝香草酚浊度试验 TTT 增高,诊断为早期肝硬化者,刘渡舟教授常用柴胡桂枝汤减去人参、大枣之补,另加鳖甲、牡蛎、红花、茜草、土鳖虫等专治肝脾血脉瘀滞,软坚消痞之品,可阻止肝病进一步发展,有起死回生之妙。

（四）四肢疾病

所谓四肢疾病,是指四肢麻木、疼痛的症状而言,临床可见于西医学的风湿、类风湿引起的肢体关节疼痛和末梢神经炎、卒中后遗症等病引起的手足麻木。这些症状临床治疗都是非常棘手的，尤其是类风湿引起的手足小关节的疼痛，目前尚无理想的治疗方法。刘渡舟教授经过数十年的临证探索，根据《伤寒论》原文柴胡桂枝汤主治症状有"支节烦疼"的论述，运用该方取得了一定疗效，可谓独树一帜。临床应用时，当加入藤类活血通络之品。如鸡血藤、络石藤则效果更好。

（五）脾胃疾病

目前，用柴胡桂枝汤治疗胃、十二指肠溃疡引起的疼痛临床报道较多，但对其机制阐述较少。刘渡舟教授认为，柴胡桂枝汤由小柴胡汤与桂枝汤合方而成，小柴胡汤在《伤寒论》中是治疗少阳病的主方，而少阳多郁，郁则气机升降出入之机失于活泼，必将影响脾胃的升降功能而导致一系列消化不良的症状。张仲景在小柴胡汤的主治证中，较多地叙述了脾胃症状，如"心烦喜呕，嘿嘿不欲饮食"，在其或然证中也提到了"或腹中痛"。关于小柴胡汤治疗脾胃病的机制，《伤寒论》第 230 条有明确的论述，即"上焦得通，津液得下，胃气因和"。桂枝汤在《伤寒论》中虽然是治疗太阳中风症的方剂，但由于其具有调和营卫、调和阴阳、调和脾胃的作用。因此，本方也适用于太阴病的治疗。治疗太阴腹满时痛的桂枝加芍药汤就是由本方倍芍药而成。在柴胡桂枝汤的主治证中也有"微呕、心下支结"的描述。所以，本方也是一首很好的治疗脾胃疾病的方剂。临证之时，须加入白及、三七等活血止痛药。

（六）体虚感冒

《中医内科学》中有阴虚、气虚、血虚、阳虚之分。证之临床，多数体虚感冒的患者临床表现不太明显，仅仅自觉体倦困乏，稍受风寒，就会出现感冒症状，但多数患者只是打喷嚏、流鼻涕，稍觉恶寒，少见发热症状。往往是一次感冒未愈，下一次感冒又起，长年累月，反复发作。对于这种感冒，单纯发汗，则正气愈伤，病必不愈。刘渡舟教授根据伤寒六经辨证理论，认为体虚感冒为营卫不和、卫外功能失健，其病邪涉及少阳半表半里，正气已现不足，为太阳与少阳两经之病，治疗当两经兼顾，方能取得良好效果，柴胡桂枝汤为正治之方。以上为刘渡舟教授临床应用柴胡桂枝汤治疗的常见病症，临证验之甚效，如能悟透其中医理，则能举一反三，灵活运用。

参考文献

[1]王怀隐.太平圣惠方[M].北京:人民卫生出版,1959.

[2]赵佶.圣济总录[M].北京:人民卫生出版社,1962.

[3]杨士瀛.仁斋直指方论[M].福州:福建科学技术出版社,1989.

[4]朱肱.类证活人书[M].上海:商务印书馆,1955.

[5]楼钥.文渊阁四库全书:第一一五二册[M].影印本.台北:台湾商务印书馆,
    1986:827.

[6]郭雍.伤寒补亡论[M].北京:人民卫生出版社,1994.

[7]包来发.李中梓医学全书[M].北京:中国中医药出版社,1999.

[8]傅沛藩.万密斋医学全书[M].北京:中国中医药出版社,1998.

[9]朱橚.普济方:第三册[M].北京:人民卫生出版社,1959.

[10]王焘.外台秘要[M].影印本.北京:人民卫生出版社,1955.

[11]成无己.注解伤寒论[M].上海:商务印书馆,1955.

[12]成无己.伤寒明理论丛书集成初编[M].上海:商务印书馆,1939.

[13]徐春甫,崔仲平,王耀廷.古今医统大全[M].北京:人民卫生出版社,1991.

[14]陶节庵.伤寒六书[M].北京:人民卫生出版社,1990.

[15]吴昆.医方考[M].北京:人民卫生出版社,2007.

[16]皇甫中.明医指掌[M].北京:人民卫生出版社,1982.

[17]李梴.医学入门[M].上海:上海科学技术文献出版社,1997.

[18]万全.幼科发挥[M].北京:人民卫生出版社,1959.

[19]王肯堂.证治准绳[M].影印本.上海:上海卫生出版社,1958.

[20]丹波元胤.医籍考[M].北京:学苑出版社,2007.

[21]汪琥.伤寒论辩证广注[M].影印本.上海:上海卫生出版社,1958.

[22]沈金鳌.伤寒论纲目[M].上海:上海卫生出版社,1958.

[23]秦之桢.伤寒大白[M].北京:人民卫生出版社,1982.

[24]吴谦.医宗金鉴[M].北京:人民卫生出版社,1963.

[25]吴清荣.张仲景小柴胡汤合方研究[D].北京:北京中医药大学,2012.

[26]李赛美,李宇航.伤寒论讲义:2版[M].北京:人民卫生出版社,2012.

[27]阮孟选,吴清和,荣向路.柴胡桂枝汤的研究进展[J].中国科技信息,2007,(2):194-195.

[28]袭柱婷,冯学斌,李治淮,等.柴胡桂枝汤对反复呼吸道感染儿童淋巴细胞转化率及T细胞亚群的影响[J].中国中医药科技,1997,4(5):30.

[29]孟彦彬,王文军,吴新辉.柴胡桂枝汤的免疫调节作用的实验研究[J].陕西中医,2008,29(7):917-918.

[30]熊曼琪.伤寒学[M].北京:中国中医药出版社,2007.

[31]曹颖甫.经方实验录[M].福州:福建科学技术出版社,2004.

[32]张一丹.中医药防治流行性感冒的实验与临床研究进展[J].陕西中医学院学报,1992,15(4):43.

[33]彭勇.中草药防治流行性感冒的研究现况及前景[J].中草药,1998,29(8):561.

[34]刘立.柴胡桂枝汤治疗心身疾病的思路与方法[J].中国中医药信息杂志,1998,5(3):16.

[35]胡兆明.柴胡桂枝汤治疗流行性感冒疗效分析[J].李时珍国医医药,1998,9(5):404.

[36]张银萍.柴胡桂枝汤加减治疗感冒后低热不解60例的临床研究[J].四川中医,2004,22(10):48.

[37]刘英峰,刘敏.柴胡桂枝汤在外感杂症中的运用[J].新中医,1997,12:44.

[38]宁显明,朱洪民.柴胡桂枝汤治疗经期感冒68例[J].国医论坛,2000,15(6):9.

[39]姚欣艳.柴胡桂枝汤治疗胆囊术后发热1例[J].河北中医学院学报,1995,10(2).

[40]田村保宪.柴胡桂枝汤对于高热惊厥复合型的使用经验[J].国外医学(中医中药分册),1996,18(1):27.

[41]张晓梅.柴胡桂枝汤加减方对呼吸道病毒感染患者IL-6、TNF-a的调节作用[J].湖北中医药大学学报,2002,25(1):60-61.

[42]赵秋玲,杨全峰.柴胡桂枝汤研究及应用[J].中国现代实用医学杂志,2005,4(10):40-42.

[43]乔新忠.加减柴胡桂枝汤临证思辨录[J].中华实用中西医杂志,2007,20(16):1456-1458.

[44]李红燕.柴胡桂枝汤加减治疗消化性溃疡临床观察[J].四川中医,1996,14(4):31-32.

[45]刘方红.柴胡桂枝汤治疗慢性胃炎120例[J].四川中医,2000,18(7):31.

[46]刘建英.小柴胡汤通调津液[J].浙江中医杂志,1998,(2).

[47]刘渡舟.小柴胡汤解郁功效例举[J].中医杂志,1985,26(5):12-13.

[48]徐如堂.柴胡桂枝汤对慢性胰腺炎的临床疗效[J].国外医学(中医药分册),1998,20(6):17.

[49]王卫平.柴胡桂枝汤治疗三叉神经痛[J].内蒙古中医药,2001,5:50-51.

[50]郭杰,王玉平,朱瑞娥,等.柴胡桂枝汤治疗耳后神经痛36例[J].中国中医急症,2002,6(12):498.

[51]王保华,李赛美.柴胡桂枝汤的临床运用[J].辽宁中医药大学学报,2008,10(3):126-127.

[52]苏孟华.柴胡桂枝汤治疗肝郁气滞性肢体疼痛38例[J].国医论坛,2005,20(6):8-9.

[53]李天云,贾正平.柴胡桂枝汤治疗心腹卒中痛的体会[J].实用中医内科杂志,1992,6(1):39-40.

[54]李红波,李凤辉.柴胡桂枝汤临床新用[J].现代中西医结合杂志,2008,17(13):2019-2020.

[55]王永辉.柴胡桂枝汤新用举隅[J].广西中医药,2008,31(5):29-30.

[56]王彬.柴胡桂枝汤治疗甲状腺功能减退所致低热1例[J].吉林中医药,2011,31(1):58.

[57]王国菊,沈一山.柴胡桂枝汤应用验案三则[J].浙江中医杂志,2010,45(9):679.

[58]陈谦峰,齐南.试析柴胡桂枝汤的临证思路[J].甘肃中医学院学报,2010,27(5):50-52.

[59]朱春红.两地汤验案2则[J].河南中医,2007,27(1):67.

[60]金自强.变通柴胡桂枝汤治疗妇女更年期综合征84例[J].河南中医,2005,25(6):41.

[61]陈奇.中成药与名方药理及临床应用[M].深圳:海天出版社,1991:92.

[62]马辛,李淑然,向应强,等.北京市抑郁症的患病率调查[J].中华精神科杂志,2007,40(2):100-103.

[63]FAVA G A,KELLNER R,MUNARI F,et al. Losses, Hostility, and depression[J].J Nerv Ment Dis,1982,170(8):474-478.

[64]江开达.抑郁障碍防治指南[M].北京:北京大学医学出版社,2007.

[65]国家中医药管理局.中医病症诊断疗效标准[M].南京:南京大学出版社,1994.

[66]PAPPIN M,WOUTERS E,BOOYSEN F L. Anxiety and depression amongst patients en rolled in a public sector antiretroviral treatment programme in South Africa:a cross-sectional study[J].BMC PublicHealth,2012,12:244.

[67]HAACK,S,PFENNIG A,BAUER M. Bipolar depression. Epidemiology,etiopath-genesis,and course[J]. Nervenarzt,2010,81(5):525-530.

[68]SPIESSL H,HÜBNER-LIEBERMANN B,HAJAK G. Depression,a wide-spread disease. Epidemiology,care situation,diagnosis,therapy andprevention[J]. Dtsch Med Wochenschr,2006,131(1-2):35-40.

[69] GEORGOTAS A,MCCUE RE,HAPWORTH W,et al. Comparative efficacy and safety of MAOIs versus TCAs in treating depression in the elderly[J]. Biol Psychiatry,1986,21(12):1155-1166.

[70]吴煜,徐桂林,杨永平,等.中医药治疗原发性肝癌研究进展[J].人民军医, 2011,54(6):527-528.

[71]王连美,吴煜.中医肿瘤方剂组方规律探析[J].辽宁中医药大学学报,2012, 14(9):126-127.

[72]刘赟,张锦祥,原嘉民,等.运用圆运动理论治疗失眠体会[J].中医杂志, 2013,54(14):1240-1242.

[73]李虹,彭世云,等.柴胡桂枝汤抑癌效果研究[J].中医药学报,1998,[1]:39-40.

[74]中华医学会神经病学分会睡眠障碍学组.中国成人失眠诊断与治疗指南 [J].中华神经科杂志,2012,45(7):534-540.

[75]周仲英.中医内科学[M].北京:中国中医药出版社,2007:147.

[76]张毅之,王评.《伤寒论》六经辨治失眠探讨[J].江苏中医药,2010,42(9):1.

[77]孙广仁,等.中医基础理论[M].北京:中国中医药出版社,2002.

[78]姜建国,等.伤寒论讲义[M].济南:山东大学出版社,2002.

[79]SHINOBU IWAKI,KOHTO SATOHD,et al. Treatment - resistant depression: therapeutic trends,challenges,and future directions[J]. Sleep and Biological Rhythms,2012,10:202-211.

[80]李广浩,秦福荣.柴胡桂枝汤新用[J].山东中医杂志,2002,21(7):438.

[81]李治淮,冯学斌,袭柱婷,等.柴胡桂枝汤对反复呼吸道感染患儿免疫球蛋白 IgG亚类的影响[J].中国中西医结合杂志,1997,17(11):653-654.

[82]赵秀荣,李静华,赵玉堂,等.柴胡桂枝汤合方解热作用关系的实验研究[J]. 河北医学,2007,13(5):515-517.

[83]堀江义则,棍原斡生,山岸由幸,等.肠管虚血再灌流惹起性肝障害に对する 柴胡桂枝湯の影響[J].汉方医学,2002,26(3):120-124.

[84]赵智勇,耿慧春,姚兵,等.柴胡桂枝汤抗抑郁作用的实验研究[J].中医药信 息,2006,23(3):50-51.

[85]丁泰永,金春峰.柴胡桂枝汤治疗流感病毒感染小鼠的试验研究[J].辽宁中 医学院学报,2004,6(3):230-231.

[86]邓兰琼,等.柴胡桂枝汤预防大鼠利血平胃溃疡的机制探讨[J].湖北中医学院学报,1999,1(2):51-53.

[87]邓兰琼.柴胡桂枝汤对大鼠乙酸胃溃疡黏膜表皮生长因子受体的影响[J].中国中西医结合消化,2005,13(3):141-145.

[88]邓兰琼,等.柴胡桂枝汤对大鼠胃黏膜保护作用的实验研究[J].中国中西医结合脾胃,1998,6(3):164-165.

[89]梅武轩,邓兰琼,崔世高.柴胡桂枝汤对大鼠胃溃疡愈合质量的影响[J].咸宁医学院学报,2000,14(3):172.

[90]吴美娟,等.柴胡桂枝汤对D-半乳糖亚急性中毒小鼠拟衰老的实验研究[J].南京中医药大学学报,2000,16(3):164-165.

[91]怡悦.柴胡桂枝汤对大鼠胰腺细胞的影响[J].国外医学(中医中药分册),1995,17(4):31.

[92]王均宁.柴胡桂枝汤的药理作用与临床应用研究进展[J].中成药,2005,27(3):333-335.

[93]姜建国.伤寒论[M].北京:中国中医药出版社,2004.

[94]梅国强.论扩大《伤寒论》方临床运用途径[J].湖北中医学院学报,1999,1(4):42-48.

[95]黄希,翁旭亮.柴胡桂枝汤临床应用证治规律探析[J].实用中医内科杂志,2006,20(1):29-31.

[96]陈谦峰,齐南.试析柴胡桂枝汤的临证思路[J].甘肃中医学院学报,2010,20(5):50-52.

[97]王波.柴胡桂枝汤的药理作用及其临床应用[J].中医药学刊,2002,20(2):191.

[98]肖子曾.柴胡桂枝汤的药研究和临床应用[J].中成药,1994,16(12):35.

[99]唐国彬.呃逆病因病机及治疗方法研究进展[J].中医学报,2012,27(7):878-879.